NANA, NENÊ

EDUARD ESTIVILL

NANA, NENÊ

O verdadeiro Método Estivill
para ensinar seu filho a dormir bem

Tradução de Monica Stahel

wmf martinsfontes

SÃO PAULO 2019

Esta obra foi publicada originalmente em espanhol com o título ¡A DORMIR! por Plaza Janés

Direitos da tradução negociados através de Sandra Bruna Agencia Literaria, SL

1ª edição *2013*
3ª tiragem *2019*

Tradução
MONICA STAHEL

Acompanhamento editorial
Luzia Aparecida dos Santos
Revisões gráficas
Renato da Rocha Carlos
Maria Regina Ribeiro Machado
Edição de arte
Katia Harumi Terasaka
Produção gráfica
Geraldo Alves
Paginação
Studio 3 Desenvolvimento Editorial

Dados Internacionais de Catalogação na Publicação (CIP)
(Câmara Brasileira do Livro, SP, Brasil)

Estivill, Eduard
Nana, nenê : o verdadeiro método Estivill para ensinar seu filho a dormir bem / Eduard Estivill ; tradução de Monica Stahel. – São Paulo : Editora WMF Martins Fontes, 2013.

Título original: ¡A dormir!
ISBN 978-85-7827-744-4

1. Crianças – Sono 2. Insônia I. Título.

13-10237 CDD-618.928498
NLM-WS 340

Índices para catálogo sistemático:
1. Insônia infantil : Pediatria : Medicina 618.928498

Editora WMF Martins Fontes Ltda.
Rua Prof. Laerte Ramos de Carvalho, 133 01325.030 São Paulo SP Brasil
Tel. (11) 3293.8150 e-mail: info@wmfmartinsfontes.com.br
http://www.wmfmartinsfontes.com.br

Índice

Agradecimentos 7
Saudação do doutor Eduard Estivill 9
Introdução. Nosso filho não dorme nem nos deixa dormir. Queremos descansar, o que estamos fazendo errado? 11

Primeira Parte
AS DIRETRIZES DO MÉTODO ESTIVILL

1. O sono é um hábito e, como tal, podemos ensiná-lo e aprendê-lo 17
2. Situações especiais: irmãos gêmeos, filhos adotivos, crianças com problemas, quartos compartilhados, viagens e *jet lag* 59
3. Se vocês tentaram seguir o método e não tiveram êxito 69

Segunda Parte
A PESQUISA CIENTÍFICA QUE FUNDAMENTA O MÉTODO OU COMO CHEGAMOS ATÉ AQUI

4. Não vamos estragar as coisas: adaptação ao ritmo do bebê 77

5. Regras de ouro do Método Estivill aplicáveis desde o primeiro dia de vida 91

Terceira Parte
ALTERAÇÕES DO SONO: O QUE SÃO E COMO TRATÁ-LAS

6. Alterações do sono mais frequentes: sonambulismo, medos, terrores noturnos, pesadelos, falar nos sonhos, ranger de dentes, movimentos involuntários 101
7. Alterações do sono menos frequentes: despertar confuso, sobressaltos, cãibras, paralisia do sono, deglutição anormal, refluxos, sudoração, espasmos da laringe, ronco, apneia, pernas inquietas, urinar na cama 113

Quarta Parte
AS DÚVIDAS

8. Respostas às perguntas mais frequentes dos pais 131

Agradecimentos

A vocês, pais e educadores que aplicaram e continuam seguindo o Método Estivill para ensinar as crianças a dormir, porque ao mesmo tempo nos mostraram como melhorá-lo com novos conhecimentos.

Saudação do doutor Eduard Estivill

Já faz quinze anos que publiquei pela primeira vez as diretrizes para ensinar as crianças a dormir. Os pais acabaram por chamar esse compêndio de recomendações e normas, de forma carinhosa, de "Método Estivill", mas devo lembrar que não se trata de invenção minha. Durante todo esse tempo, limitei-me, como cientista, a expor e divulgar, com palavras simples e fáceis, todos os conhecimentos que nós, neurobiólogos, psicólogos, pedagogos, pediatras e especialistas em medicina do sono, adquirimos nos últimos quarenta anos. E com grande satisfação digo que esses preceitos foram úteis para mais de três milhões de pais e educadores do mundo todo.

Graças aos avanços científicos, atualmente sabemos mais ainda. Podemos ajudar melhor as crianças a dormir bem. Por isso, registro novamente em livro, neste livro, os conceitos médicos recentes que trazem mais benefícios ainda às crianças e seus cuidadores.

Tudo o que exponho a seguir é referendado pela comunidade científica mundial. Sociedades como a Academia Americana de Patologia do Sono, a Academia Americana de Pediatria ou a Sociedade Espanhola do Sono utilizam as mesmas recomendações. No final do livro, para os pais que desejam ampliar suas informações, incluo uma relação bibliográfica dos artigos mais importantes publicados sobre esse tema.

Trata-se de propostas – e não de dogmas – frutos de pesquisas, que servem para ensinar bons hábitos de sono. Aplicá-las é opção pessoal. Só pretendo orientar os pais que tenham decidido seguir o Método.

Acontece que ensinar uma criança a dormir não é fácil. Por isso estruturei este livro de forma esquemática, destacando as ideias-chave. A partir de minha experiência clínica, dos estudos que resumo adiante e dos comentários de pais e pediatras que puseram o Método em prática, posso afirmar que, quando os conceitos são interiorizados e rigorosamente aplicados, ele funciona sempre. Por certo, rigorosamente não significa *duramente*, mas com rigor: sem esquecer nenhum dos preceitos sugeridos.

Uma vez que decidirem seguir esses preceitos, os pais deverão aplicá-los também a todas as pessoas que cuidam da criança. Nestas páginas cheias de novidades pretendo mostrar como ensinar o bebê a dormir desde o nascimento, explicar como dormimos já no ventre materno e também como reeducar o hábito do sono em qualquer idade, inclusive em circunstâncias especiais, como no caso de gêmeos ou de alguma alteração por doença. Ora, nunca é tarde para aprender um hábito. E o sono é um hábito.

Espero continuar ajudando.
Doutor Eduard Estivill
Setembro de 2011

Introdução

Nosso filho não dorme nem nos deixa dormir. Queremos descansar, o que estamos fazendo errado?

Esta é a história de um casal feliz. Sara tem 33 anos e Pedro acabou de fazer 36. Estão juntos há quatro anos e acabaram de tomar uma decisão importante: vão ter um filho.

Os primeiros tempos de gravidez são ideais e os demais também, sem vômitos nem náuseas. Sara dorme sem incômodos e ganha um quilo a cada mês. Seu ginecologista vive o sonho dos médicos conforme os manuais.

Depois de exatamente nove meses nasce um menino magnífico, um bebê sensacional, o mais bonito do mundo. Tem cinquenta centímetros, pesa três quilos e meio e passa com êxito pelos testes neonatais e de respiração. Na hora de mamar, pega o peito imediatamente, sem nenhum problema, e nem perde os gramas que os bebês costumam perder nos primeiros dias de amamentação materna. Os pais, muito contentes, não cabem em si de felicidade.

No entanto, já no berçário, a enfermeira lhes diz que seu filho está muito bem só que não dorme muito. "É um pequerrucho muito esperto e vivo", ela garante. Os pais novatos olham-se com ternura e dizem um ao outro: "Sendo nosso filho, não poderia ser diferente."

Saem da maternidade e vão para casa. O bebê vai crescendo e ganhando peso, mas durante a noite não há como fazer que ele durma mais de uma hora ou uma hora e meia em seguida. Ele acorda o tempo todo. Sara o alimenta e acha que o que está acontecendo é normal.

Depois de três meses de *festa* noturna para o casal feliz, a mãe se encontra com uma dessas vizinhas que sempre aparecem para uma mãe de primeira viagem. A vizinha garante que é normal seu filho não dormir, porque nos primeiros meses os bebês têm cólicas e, é claro, a dor impede que eles descansem. Mas a mãe não deve se preocupar pois, passado o terceiro mês, as cólicas vão desaparecer e o bebê vai dormir como um anjo.

Até então os pais já terão lido vários livros de autoajuda (desde os mais sérios até os mais "alternativos": *Dormir sem pressa nem pausa* e *A noite espera os mais jovens* são suas principais referências) e consultado o pediatra, os amigos que têm filhos, os familiares, mas nenhuma solução proposta terá funcionado.

Passa o terceiro mês, o quarto, o quinto... e eles continuam sem dormir à noite. Revezando-se, os dois levantam mais ou menos umas quinze vezes por noite. Sandra contempla sua fisionomia péssima no espelho e Pedro tem tanta dificuldade para se concentrar no trabalho que já está pensando em fazer vasectomia. Estão vivendo um inferno com aquele filho tão querido e tão desejado.

Aos seis meses, encontram de novo a vizinha e lhe dizem que não tem jeito, que o menino está comendo, crescendo, fazendo tudo perfeitamente, menos dormir. Ele não dorme nem de noite nem de dia. A vizinha os tranquiliza e comenta que agora devem estar nascendo os dentinhos e a dor não o deixa dormir. Quando terminarem de sair todos os dentes o bebê com certeza vai conseguir dormir.

Eles esperam oito, dez, doze meses, o menino está com a boca cheia de dentes e tem um sorriso impecável, mas continua sem dormir. Topam de novo com a sábia vizinha e em suas novas profecias afirma que, se o menino tem um aninho, não precisam se preocupar. Assim que começar a andar, vai se cansar muito e vai dormir a noite toda.

Pedro e Sara esperam ansiosos os primeiros passos de seu rebento e um dia, às nove da noite, cada um se coloca numa extremidade do corredor e ambos começam a incentivá-lo: "Amorzinho, vem com a mamãe; querido, vem com o papai." Às dez da noite, ele continua de lá para cá pelo corredor, e Pedro tem certeza de que aquela noite todos vão dormir bem.

Às onze, colocam o menino no berço e passam a pior de todas as noites. Ele acorda duas vezes mais do que de costume e os pais não pregam o olho. Sara não aguenta mais, Pedro não aguenta mais, o filho está sempre irritado e se mostra muito dependente da mãe. Não a deixa nem respirar.

Numa reunião de amigas, uma delas aconselha Sara a colocar o filho numa creche, onde talvez o ensinem a dormir. Ela tem suas dúvidas, porque acha que ninguém vai querer o menino, que não dorme nem deixa os outros dormir, que é um demônio e não obedece a ninguém. Tem certeza de que vão devolvê-lo no primeiro dia.

No fim, resolvem colocá-lo na creche. Uma semana se passa e Sara não pergunta nada. Quando o leva e vai buscar, baixa a cabeça e vai embora depressa para não chamar a atenção dos educadores. Depois de duas semanas, não consegue entender por que não lhe dizem uma palavra. Completamente confusa, um dia não aguenta mais e conversa com uma das educadoras da creche. A moça garante que lá o menino dorme muito bem, que tira duas sonecas: uma de manhã, quando chega, e outra à tarde, depois do almoço. Sara acha impossível. Em casa ele não dorme nem aos sábados e domingos. Como fazem na creche?

A educadora diz que é muito simples, que emprega o método de toda a vida: "Temos um quarto com umas redes. No primeiro dia explicamos aos bebês que aquele espaço é para eles dormirem. A primeira vez, quatro gritam, três choram, dois tossem e um se levanta. Voltamos a explicar que estão ali para dormir e que é bom para eles. No quarto dia, os que gritavam já não gritam, os que choravam já não choram, os que tossiam param de tossir e o que levantava fica quietinho. Depois de uma semana, todos dormem direitinho.

Aqui termina nossa história, caros leitores. É inventada, embora para muitos de vocês talvez soe familiar. É a história de uma criança muito sadia, que não tem nenhuma patologia do sono, mas que não aprendeu o hábito de dormir bem.

Como nosso casal poderia imaginar que sua vida deixaria de ser perfeita com a chegada tempestuosa do novo membro da família?

Neste livro mostraremos que, no caso de algumas crianças, é preciso educá-las para que adquiram um bom hábito de dormir. Para orientá-los com clareza desde o início, organizamos esta obra por faixas de idade:

- para entender os ritmos do recém-nascido e do bebê e garantir a quantidade e a qualidade de seu descanso (que é o dos pais);
- para continuar educando ou reeducar um mau hábito entre os 7 meses e os 5 anos.

Completamos o livro com um panorama das alterações do sono e seu tratamento, respostas a suas dúvidas e endereços e bibliografia que lhes possam ser úteis.

Nada é perfeito, mas, se há uma coisa que funciona, é nossa capacidade de aprender e ensinar. E sabemos que podemos ensinar a nosso filho o hábito de dormir. Isso é que é vida. Finalmente!

PRIMEIRA PARTE

AS DIRETRIZES DO MÉTODO ESTIVILL

1

O sono é um hábito e, como tal, podemos ensiná-lo e aprendê-lo

O ideal seria que vocês, pais, já tivessem estabelecido boas rotinas de sono desde o início, ou seja, desde seu primeiro dia junto com o bebê. No entanto, o mais provável é que este livro só chegue a suas mãos quando seu filho já tiver mais de 6 meses. É um bebê sadio, até rechonchudo, simpático e alegre, mas é um desastre na hora de dormir. Vocês estão desesperados. Ter outro filho, nesse momento, parece o menos desejável e vocês estão seriamente dispostos a fazer qualquer coisa, por mais estranha que pareça, para que seu bebê durma. E querem que ele durma porque sabem que é necessário para seu bom desenvolvimento e, também, porque vocês precisam dormir. Sei que vocês não aguentam mais, que já experimentaram tudo, que seguiram todos os conselhos dos entes queridos e dos não tão queridos assim, que ouviram um amplo leque de opiniões e leram todos os livros já publicados sobre o assunto. Nada funcionou.

Eu os entendo perfeitamente.

Para vocês, não há nada mais importante que seu filho, por isso têm que ser os melhores pais do mundo, pelo menos no que diz respeito ao sono. E minha intenção é ajudá-los a alcançar seu objetivo.

Entendo muito bem como devem estar se sentindo neste momento, com esse filho que não dorme. A sensação de impotência é terrível, provavelmente consideram-se os piores pais do mundo, os mais infelizes, que fazem as coisas da pior maneira e que nunca mais vão conseguir dormir oito horas seguidas. Não é nada disso. **Vocês são os melhores pais do mundo e só precisam pôr um pouco de ordem na forma de ensinar seu filho a dormir.** Não se sintam culpados, de modo algum. Vocês não têm culpa de nada. No máximo podemos pensar que há alguma coisa que não estão fazendo da maneira correta, ou pelo menos que estão fazendo algo que não está ajudando a ensinar seu filho a dormir. Do mesmo modo, ninguém ensinou isso a vocês. Culpados? Só o seriam se, depois de ler as normas científicas que conhecemos hoje, vocês não as aplicassem. As alegações de que "os pais jovens ou de primeira viagem não sabem cuidar dos filhos" são totalmente injustificadas. Neste caso, só precisam de alguém que os oriente com relação à maneira de ensinar seus filhos a dormir.

Além de vocês, seu filho também sofre as consequências de dormir mal. O sono é um período muito importante em nossa vida, pois, para ter um bom dia, é preciso ter dormido bem. As crianças que dormem mal sofrem alterações no dia seguinte: ficam mais irritáveis, muito dependentes de quem cuida delas, ficam de mau humor e choram à toa. Muitos pais, depois de ensinar o filho a dormir, vêm me dizer: "Ele até mudou de temperamento. Está mais tranquilo, fica um tempão brincando sozinho, está sempre de bom humor e mais simpático." Não é bem assim. A criança é simpática desde que nasceu, mas a falta de sono afeta seu estado de ânimo e a torna manhosa e irascível.

Ninguém pode viver sem dormir, nem mesmo os peixes e os morcegos. Durante o sono, o organismo fabrica tudo o que vai gastar no dia seguinte. E, se uma criança não descansar o suficiente, vai se sentir cansada, irritada, nervosa e sonolenta. E o sono dela também é necessário para o bem da saúde mental e sentimental dos pais, que acabarão se ressentindo se passarem muitas noites sem descansar e acabarão se arrastando como zumbis em casa e no trabalho.

CONSEQUÊNCIAS DA INSÔNIA INFANTIL

- Em lactantes e crianças pequenas:
  - irritabilidade, mau humor
  - choro frequente
  - dependência dos cuidadores, não sabem ficar sozinhas
- Em crianças em idade escolar:
  - fracasso escolar
  - insegurança e timidez
  - temperamento difícil
- Nos pais:
  - cansaço
  - insegurança
  - sentimento de culpa
  - acusações mútuas entre o casal
  - mudanças radicais na vida do casal
  - frustração diante da situação
  - sensação de fracasso e impotência
  - reações agressivas

Se vocês chegaram até aqui é porque já estão padecendo algumas dessas consequências. Bem, **antes de seguir adiante, gostaria de lhes dar alguns conselhos gerais:**

▪ Vocês devem estar muito convictos e conscientes antes de iniciar o Método. Eu disse *vocês*, ou seja, a mãe, o pai e todos os que prestam cuidados à criança (babás, avós, tios, etc.). É fundamental que todos leiam este livro e que todos os envolvidos na aplicação do Método saibam as normas de cor para terem o mesmo critério em todas as situações criadas pela criança, que serão muitas e difíceis. Se isso não acontecer desde o início, o fracasso estará garantido.

- É preciso aplicar o Método de modo rigoroso e sem nenhuma alteração das normas propostas. Com frequência os pais fazem adaptações do Método. Isso quase nunca funciona. Se vocês perguntarem aos amigos que conseguiram um sono reparador e continuado de toda a família, certamente eles dirão que seguiram o Método ao pé da letra.
- Antes de começar, assegurem-se de que a criança não tem nenhum problema médico agudo. O pediatra poderá orientá-los sobre isso. É preciso descartar qualquer tipo de doença (as mais frequentes são otite, intolerância ao leite, refluxo e, ocasionalmente, problemas psicológicos ou psiquiátricos). Verifiquem se há algum motivo físico ou psicológico para que a criança não consiga dormir.

CONDUTAS DOS PAIS QUE INFLUEM SOBRE OS PROBLEMAS DE SONO DA CRIANÇA

- Estar presentes no início do sono
- Ser pouco exigentes
- Não estabelecer limites
- Ter conceitos equivocados sobre o sono das crianças
- Pôr a criança na cama cedo demais
- Ter uma conduta extremamente rígida

CAUSAS MÉDICAS DE INSÔNIA INFANTIL

- No período de amamentação e até os 2 ou 3 anos é preciso descartar:
  - cólicas
  - otite
  - refluxo gastroesofágico
  - febre

- doenças comuns na infância com erupções na pele
- crises epilépticas
- problemas respiratórios: asma, bronquite, obstrução nasal, sinusite, pneumonia
- infecções virais agudas
- problemas dermatológicos: eczema, psoríase, exposição excessiva ao sol, queimaduras
- dor por diversas causas
- dispepsia, gases, prisão de ventre e diarreias
- fatores ambientais: ruído, excesso de luz e, sobretudo, excesso de calor. O frio muito intenso também pode alterar o sono da criança, mas isso é pouco frequente em nosso meio
- alterações do desenvolvimento neurológico: autismo, retardo mental, síndromes de malformação, síndrome de Asperger, etc.

• A partir dos 2 ou 3 anos é preciso descartar:
  - roncos e apneias
  - síndromes de pernas inquietas
  - dores de cabeça
  - pesadelos, terrores noturnos, sonambulismo
  - estimulantes: nicotina (por inalação ambiental de fumo)
  - ingestão excessiva de alimentos com alto teor de açúcares
  - efeitos secundários de alguns medicamentos
  - problemas psicológicos. Traumas emocionais por: processo de divórcio dos pais, abuso sexual, estresse (mudança de escola ou de residência, novo trabalho dos pais, menos tempo dos pais em casa, problemas financeiros na família, presença de um novo irmão ou novo membro na unidade familiar – os avós, por exemplo –, perseguição na escola, morte na família)
  - problemas psiquiátricos: depressão, ansiedade, etc.

O QUE É E COMO SE CONSOLIDA UM HÁBITO? PONTO DE PARTIDA DO MÉTODO ESTIVILL

Cada criança é diferente das outras. Cada uma tem uma personalidade própria (ainda bem!) e é possível que algumas tenham mais dificuldade para aprender do que outras. Há crianças que têm temperamento dócil e outras que têm uma forma de ser mais exigente. Umas são mais tranquilas e outras mais agitadas. Notamos isso desde seu nascimento, mas o fato de ser de uma maneira ou de outra não determina se a criança terá ou não dificuldade para dormir. Dormir é um hábito, como comer ou ler. Todos nós podemos aprender esses hábitos, seja qual for nosso temperamento. Alguns aprenderão mais depressa, outros mais devagar, mas no final todos conseguirão.

É um equívoco achar que se nosso filho é nervoso terá mais dificuldade para dormir. Há crianças inquietas que terão mais dificuldade para aprender a dormir, mas certamente se os pais lhes ensinarem corretamente acabarão aprendendo. Não depende da criança, depende de vocês, pais. Vocês são os professores que ensinarão seus filhos a dormir. Eles não podem aprender sozinhos, precisam de vocês para lhes ensinar. E vocês terão que ser os melhores. Este Método lhes fornecerá as ferramentas para que ensinem seu filho a dormir.

Antes de entrar no assunto propriamente dito, vamos resumir em que consiste o sono. É importante lembrar que um ciclo biológico é a repetição sistemática de um tipo de atividade que nosso organismo realiza (por exemplo: dormir-acordar; dormir-acordar). Quando um bebê nasce, seu ciclo biológico oscila entre 3 e 4 horas. Ou seja, a cada 3 ou 4 horas o recém-nascido cumpre uma série de atividades – acorda, é lavado, come e dorme –, o que completa um ciclo. Esse tipo de ciclo é anárquico. A partir dos 6 ou 7 meses o ciclo biológico da criança é diário, ou seja, a cada 24 horas os padrões de vigília e sono se repetem e se alternam.

A partir do terceiro ou quarto mês de vida, o bebê começa a ampliar gradualmente seu ciclo biológico. Para passar das 3-4 horas do ciclo "anárquico" para as 24 horas próprias dos adultos, começa por ampliar o primeiro sono da noite e consegue dormir 6 horas seguidas – para regalo dos pais. Ao completar 6 ou 7 meses, o bebê deveria dormir 10, 11 ou 12 horas de uma tirada (apesar das pequenas acordadas normais em todos os seres humanos, depois das quais deverá voltar a dormir sozinho, sem a intervenção dos adultos). A esse descanso deveria acrescentar três pequenas sestas durante o dia (uma depois do café da manhã – das 9h às 10h –, outra depois do almoço – entre meio-dia e 13h até as 15h ou 16h – e uma outra, mais curta, depois do lanche da tarde).

Essa mudança se produz graças a um grupo de células do cérebro humano que funcionam como um relógio. O objetivo desse "relógio" é fazer com que todas as necessidades da pessoa se adaptem ao ciclo biológico de 24 horas, ou seja, o ciclo solar. Mas é preciso dar corda nesse relógio. Cerca de 70% dos recém-nascidos conseguem fazê-lo funcionar com determinadas rotinas, alguns estímulos simples (pegar o bebê, colocá-lo no berço, dizer boa-noite, embalá-lo um pouco ou cantar uma canção). Aos 6 ou 7 meses, esses bebês já dormem perfeitamente bem e os pais se vangloriam, dizendo: "Que sorte, meu filho dorme bem."

No entanto, não se trata de uma loteria. Os bebês que fazem parte dos demais 30% podem dormir tão bem quanto os do primeiro grupo. Simplesmente, precisam de alguma coisa além de "corda" ou, o que dá no mesmo, precisam de rotinas mais consistentes. Não têm nenhum problema psicológico ou médico, mas falta-lhes organizar seu ciclo de sono-vigília. Esse transtorno é de fácil solução, mas é preciso resolvê-lo o quanto antes, pois, quanto maior a criança, mais difícil será corrigi-lo.

O sono é um hábito e, portanto, pode ser ensinado

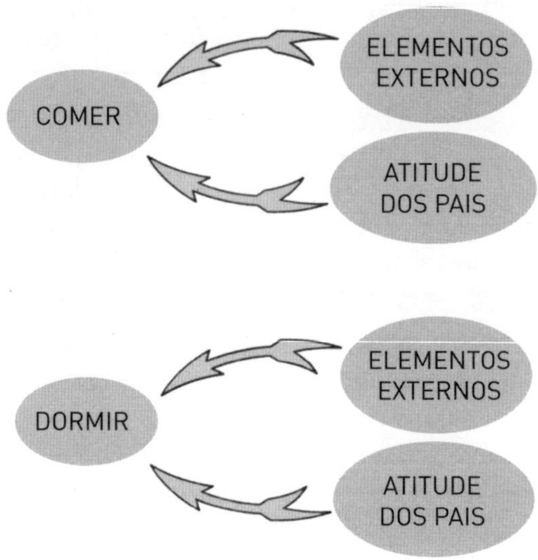

Podemos **pôr em funcionamento o relógio do bebê** por meio dos seguintes estímulos externos:

- Reforçando o contraste entre:
  - claro (de dia) e escuro (de noite),
  - ruído (de dia) e silêncio (de noite).

Assim, destacaremos a ideia de que a claridade e o ruído são próprios do dia e da vigília, ao passo que o escuro e o silêncio serão associados à noite e ao sono.

- Fazendo com que as refeições anunciem a atividade seguinte: dormir (seja a sesta ou o sono noturno).
- Ensinando-lhe o hábito do sono. Em outras palavras, mostrando-lhe como conciliar o sono por si mesmo, sem ajuda de ninguém.

PONTO-CHAVE: O QUE É UM HÁBITO?

Um hábito é algo que não sabemos fazer mas que, de tanto repetir, acabamos aprendendo. Os hábitos sempre têm conotações culturais; por exemplo, limpar os dentes com escova, tomar sopa com colher, andar de bicicleta ou de esqui são hábitos. Podem se realizar de diferentes maneiras, como acontece com os hábitos das refeições. No Japão, por exemplo, as crianças comem com pauzinhos e a comida é colocada numa tigelinha; aqui as crianças comem com colher e a comida é colocada num prato. Os dois hábitos são corretos, apenas são diferentes. Se uma criança japonesa vier ao nosso país talvez tenha um pouco de dificuldade para se adaptar ao novo ambiente, mas poderá aprender o novo hábito. O mesmo acontecerá se formos ao país dela.

O sono é um hábito, portanto pode ser ensinado.

Os hábitos são diferentes conforme a cultura de cada sociedade, mas sempre podem ser ensinados e aprendidos.

Todo mundo já sonhou, algum dia, em voltar à infância, quando não era preciso bater ponto às oito da manhã nem assistir às reuniões de condomínio para falar das goteiras do vestíbulo. Durante os primeiros anos de vida, nossa única obrigação era comer e dormir para satisfazer duas necessidades básicas: alimento e descanso.

Nem lembramos, é claro, mas infelizmente comer e dormir não eram atividades simples, pelo menos no início. Todos nós tivemos de aprender a realizá-las corretamente. Se ninguém nos tivesse ensinado a usar a colher e o garfo provavelmente estaríamos até hoje tentando pegar o molho das almôndegas com o chocalho.

Podemos concluir:

- Comer não é a mesma coisa que comer bem. Do mesmo modo, dormir não é a mesma coisa que dormir bem. Claro que seu filho dorme algumas horas por dia – ninguém consegue viver sem isso. Mas isso não significa que ele dorme corretamente e pela quantidade de horas recomendáveis para sua idade.
- Aprendemos a dormir do mesmo modo que aprendemos a comer. O sono é um hábito e, como tal, requer um aprendizado.
- O sono é uma atividade do organismo. Dormir bem é um hábito que podemos ensinar a nossos filhos.

COMO SE ENSINA UM HÁBITO?

PONTO-CHAVE Nº 1

Primeiro conceito: associar elementos externos adequados e mantê-los por tanto tempo quanto durar o hábito

A criança aprende por repetição, associando certos elementos externos ao hábito que lhe estamos ensinando.

Em seguida vamos utilizar o exemplo da alimentação para entender como se ensina um hábito à criança.

Quando chega a hora de comer, os pais sempre executam as mesmas ações e preparativos, como se fosse um ritual. De maneira natural, colocam a criança sentada no cadeirão, colocam-lhe o babador e pegam um prato e uma colher. Esses elementos (cadeirão, babador, prato e colher) permanecem com a criança enquanto está comendo sua papinha, ou seja, enquanto realiza seu hábito.

Ninguém pensa em retirar um desses elementos antes que o hábito termine (no meio da papinha não se tira a colher da criança para que ela termine de comê-la diretamente do prato). A repetição dessa associação de elementos externos ao hábito (comer) dá segurança à criança. Depois de um tempo, ela conhece tão bem o processo que basta ver o prato para que comece a agitar os bracinhos alegremente, porque sabe que está na hora da papinha. Sente-se segura com relação ao hábito e o realiza corretamente.

Quando se trata de dormir, os pais hesitam mais em empregar elementos externos. É como se não estivesse tão claro para eles que para comer corretamente é preciso sentar o filho no cadeirão, colocar nele o babador e usar um prato e uma colher. Imaginem se um dia trocassem o babador por um xale, o prato por um capacete de motociclista, e, em vez de sentar a criança no cadeirão, a instalassem na cesta de basquete do jardim e tentassem encestar as colheradas de papinha lançando-as pela janela da sala de jantar. Absurdo, não é mesmo? Pois agora pensem no que vocês se dispõem a fazer quando seu filho começa a berrar à meia-noite: segurar a mão dele, embalá-lo, fazê-lo dormir no colo, cantar, levá-lo para dormir na cama de vocês, colocá-lo no carrinho e ficar passeando pela casa, levá-lo para o carro e ficar dando voltas no quarteirão ou, até, colocá-lo em cima da secadora para que ela o balance automaticamente... Sim, tudo isso são coisas que os próprios pais nos contaram, coisas que eles tentaram fazer para que os filhos pegassem no sono. Vocês não sabem como os compreendemos. Todos nós passamos por situações desse tipo quando não sabíamos como ensinar as crianças a dormir.

Mas o que acontece quando seguramos a mão de uma criança para que ela durma? A mão passa a ser o elemento externo associado ao sono. E o que faremos quando a criança estiver realizando o hábito, isto é, quando estiver dormindo? Ora, iremos embora, pois não podemos passar a noite toda de mão dada com ela. De repente a criança acorda. Mas ela não acorda porque tem algum problema médico ou psicológico, nem porque é mimada, nem por culpa dos pais. Todos nós damos breves acordadas durante a noite e nem lembramos, porque logo voltamos a dormir. Numa dessas acordadas, a criança reclama o elemento externo que associamos a seu hábito, e para isso ela usa sua arma única mas muito poderosa, o choro. E o que fazemos? O que podemos, é claro, porque antes de ler este livro não sabemos o que fazer. Acudimos correndo e um dia lhe damos água, outro dia a embalamos, no dia seguinte a pegamos no colo, outro dia ainda a levamos para nossa cama... tentamos mil coisas que consideramos úteis para que ela volte a pegar no sono.

Na verdade, o que fazemos nesses casos é mudar a cada vez os elementos externos associados ao hábito de dormir, ou seja, confundimos a criança e, sem querer, provocamos insegurança quanto a esse hábito.

A pobre criatura pensa: "Por que eles não decidem de uma vez por todas e param de me confundir com tantas mudanças?" Tem vontade de crescer e aprender a falar para dizer aos pais: "Por que vocês não entram em acordo e me ensinam sempre a mesma coisa?" Falando sério: com tantas dúvidas e improvisações, mudando sempre os elementos externos associados ao hábito, os pais transmitem insegurança ao filho. A criança capta que os adultos estão desnorteados, sem saber o que fazer, improvisando soluções. Além disso, depois de algum tempo eles se tornam mal-humorados e frustrados. Desse modo, é completamente impossível a criança se sentir segura e aprender o hábito do sono. Isso ela só conseguirá quando os pais pararem de alterar os elementos associados ao seu sono e lhe transmitirem a segurança necessária para entender que pegar no sono sozinha no berço é uma coisa muito simples e não um número de circo.

PONTO-CHAVE Nº 2

Segundo conceito: a criança sempre capta o que lhe comunicamos

Por essa razão, devemos adotar uma atitude segura e confiante.

As crianças são seres inteligentes. O fato de serem pequenas não significa que sejam tolas. Nunca se esqueçam disso. É preciso ter em mente que as crianças sempre captam o que nós, adultos, lhes transmitimos. Todas as sensações que as crianças vão adquirindo são transmitidas por nós – as boas e as ruins. Um bebê não se traumatiza sozinho. Sempre há alguma coisa ou alguém que provoca o trauma. Desde seus primeiros dias de vida, a criança entende o que os adultos lhe comunicam pelo tom que empregam ao falar com ela. Não é preciso entender o significado das palavras para saber se os pais estão aborrecidos ou alegres. Nesse sentido, tanto faz que a chamem de "gordinho" ou "ranhento" se a voz soa doce. Do mesmo modo, o bebê vai se assustar se ouvir um "Como você é lindo, meu pequerrucho!" pronunciado em tom forte e seco.

Se uma criança em idade de engatinhar está prestes a enfiar o dedo numa tomada e nos ouve dizer com voz melosa e um sorriso nos lábios: "Ai, ai, ai, vou brigar com você!", ela não tem a sensação de perigo, porque não é isso que estamos comunicando. Devemos ficar sérios e falar com voz firme, para que ela entenda que "isso não se faz porque pode machucar". A criança não entende as palavras, ela capta apenas a sensação.

Alguma vez vocês já viram uma criança de 3 anos, sentada no sofá, olhando para o teto e dizendo: "Ai, ai, ai, estou me traumatizando"? Ridículo, não é mesmo? A criança nunca se traumatiza sozinha. O trauma é provocado por alguém ou por algum acontecimento, como por exemplo problemas na escola, entre os pais, episódio de violência, etc.

A criança é capaz de perceber se os pais se sentem seguros ao realizar uma ação. Se os adultos que cuidam dela hesitam, ela também hesitará e se sentirá insegura quando tiver de agir.

Ninguém acha que uma criança vai se traumatizar se a "obrigarmos" a comer o iogurte com uma colher, não é mesmo? Não, porque vamos lhe explicar de maneira pausada, natural, e não como se fosse um castigo. Ninguém vai dizer: "Agora vou te dar o castigo de tomar o iogurte com colher." Se não lhe transmitirmos a sensação de castigo, a criança nunca viverá isso de maneira traumática. Do mesmo modo, nenhuma criança se traumatiza pelo fato de dormir no berço ou de ir para a creche.

Quando os pais ensinam os filhos a comer papinha, sua atitude é confiante e tranquila. E é assim que os filhos entendem. Veem que os pais não têm nenhuma dúvida sobre a maneira como as crianças deste lugar do planeta comem papinha. Não manifestam nem um pingo de insegurança a esse respeito. Sempre o fazem do mesmo jeito porque têm certeza de que é o correto. Tanto é assim que desobedeceriam ao mais prestigioso dos pediatras se este aparecesse na televisão explicando uma teoria revolucionária sobre as vantagens de a criança comer papinha com pazinha e se arrastando pelo chão.

Os pais não deixam os filhos comerem de forma diferente daquela que lhes ensinaram. Se a criança enfia a mão no prato e cospe o suco de laranja, os adultos explicam que aquilo não é o certo. E depois mostram o modo certo de agir, assim como explicam que a colher é usada para tomar sopa e comer iogurte.

Quando se trata de dormir, nossa atitude é diferente. Talvez vocês já tenham dito, em alguma ocasião: "Se você se comportar mal, vai para a cama." Muitas vezes os pais castigam os filhos mandando-os para a cama ou obrigando-os a dormir. Ao agir assim, estão fazendo com que a criança associe a "cama" a um castigo, a algo negativo e até traumático.

PONTO-CHAVE Nº 3

Terceiro conceito: a criança se comunica por meio do princípio de ação-reação

Já dissemos que a criança é extremamente esperta. Desde o momento em que nasce ela observa detidamente os pais e *treina* para conseguir uma reação deles. À medida que o bebê cresce, aumenta sua capacidade de se comunicar com os adultos.

- **Dos 6 aos 18 meses** (quando começa a falar), sua maneira de se comunicar consiste em realizar uma ação que provoque uma reação no adulto. A criança pode...

  – Sorrir, dizer "bubu", bater palminha. Com essas gracinhas ela consegue que os pais se emocionem e fiquem inchados de orgulho. Mas, depois do vigésimo "bubu", os pais já nem a ouvem.

  – Chorar, gritar, vomitar e se bater. Com esse repertório eficaz consegue toda a atenção dos pais, que correm para lhe fazer companhia e mimá-la. Na verdade, a criança não tem nada, só quer chamar a atenção e não ficar sozinha.

Por isso, quando a criança não consegue pegar no sono e se sente sozinha, tenta fazer os pais correrem para seu lado. Como já comprovou que fazer "bubu" não adianta, tenta fazer algo mais contundente, como por exemplo vomitar. Não se assustem. Para os bebês é muito fácil provocar o vômito. Alguns aprendem muito depressa e usam esse expediente de maneira muito eficaz para chamar a atenção dos adultos. Mas não devemos cair na armadilha. Devemos ir até o bebê, limpá-lo e depois continuar a ensinar o hábito, como se nada tivesse acontecido. Ao ver que vomitar não serve para mudar a atitude dos pais, em poucos dias ele deixará de usar esse recurso. Também devemos agir com tranquilidade quando o bebê começa a bater em si mesmo. É um comportamento pouco frequente, que de início poderá assustá-los, e com razão. Mas podem ter certeza de que o bebê não vai se machucar e vai abandonar essa prática assim que perceber que vocês não se importam.

ATENÇÃO À LINGUAGEM DO CHORO

A primeira forma natural de comunicação do bebê, desde que ele nasce, é o choro. É sua maneira de nos dizer: "Estou aqui. Importem-se comigo." Ele utiliza o choro diante de situações desconhecidas, como quando vê pessoas não habituais à sua volta ou quando é levado pela primeira vez à creche e fica sozinho diante dos novos colegas e da cuidadora. Nesse caso, pode ser que ele chore várias horas seguidas, mas os pais deixam, mesmo que com o coração apertado, pois sabem que é bom para o filho e que nenhuma criança se traumatiza por ir à creche.

As avós, com sua sabedoria, dizem que é bom o bebê chorar para "desenvolver os pulmões". Apesar de não ter fundamento científico, essa ideia indica que as avós assumem que o choro é algo natural nas crianças e que chorar de vez em quando não lhes faz mal.

Atualmente, sabemos que os bebês choram de duas maneiras completamente diferentes.

A criança pode ter um choro **sentido** quando passa por um trauma ou quando está sentindo alguma dor física ou psíquica (por exemplo, quando não lhe damos atenção por várias horas). É um tipo de choro característico, diante do qual pais e cuidadores sempre reagem.

Também há um tipo de choro **ativo**, gritos que poucas vezes vêm acompanhados por lágrimas mas que sempre surtem efeito nas mães. Neste caso a criança não tem nada, só quer que o pai ou a mãe reajam. Quando alguém a pega no colo, a acaricia ou faz o que ela quer, o choro para.

- **Dos 18 meses aos 5 anos**, as crianças adquirem uma nova arma: a linguagem. No entanto, elas a utilizam de modo diferente do modo dos adultos. Para uma criança de 3 anos, a palavra é mais uma ação. Ela sabe que quando pronuncia determinadas palavras os pais reagem imediatamente. Depois de muito experimentar as crianças sabem que:

  - Um "mamãe Coca-Cola" às duas da madrugada não tem nenhuma possibilidade de êxito.
  - Com um "papai-sede" repetido vinte vezes às duas da madrugada a criança consegue que o pai levante da cama na vigésima primeira. E, embora seja impossível que ela esteja com sede, toma o copo de água inteiro, só para os pais pensarem "era verdade, coitadinho". Assim voltarão a atender quando ela utilizar esse recurso no dia seguinte.
  - Um "mamãe-barriga-dodói" é infalível. Qualquer mãe corre até o berço para ver o que está acontecendo.

CONCLUSÃO: O que fará a criança quando quiser que os pais corram para seu lado enquanto estão lhe ensinando que tem de dormir sozinha? Claro, usará as palavras mais alarmantes e eficazes, mesmo que não tenham nenhum fundamento e mesmo que, às vezes, nem saiba exatamente o que significam. Essas palavras serão: estou com sede, estou com medo, quero xixi, um beijinho... Qualquer coisa que resulte numa reação do adulto. E a criança sabe a quem dirigir as palavras. Sabe que "xixi" é mais eficaz para o pai e que "sede" funciona mais com a mãe.

MUITO IMPORTANTE: Não continuem lendo se não estiverem claros para vocês os conceitos que explicamos até agora. O aprendizado fracassará se vocês não estiverem totalmente convictos de tudo o que dissemos aqui. Se tiverem alguma dúvida, voltem a ler ponto por ponto.

ROTINAS RECOMENDADAS A PARTIR DOS SEIS MESES

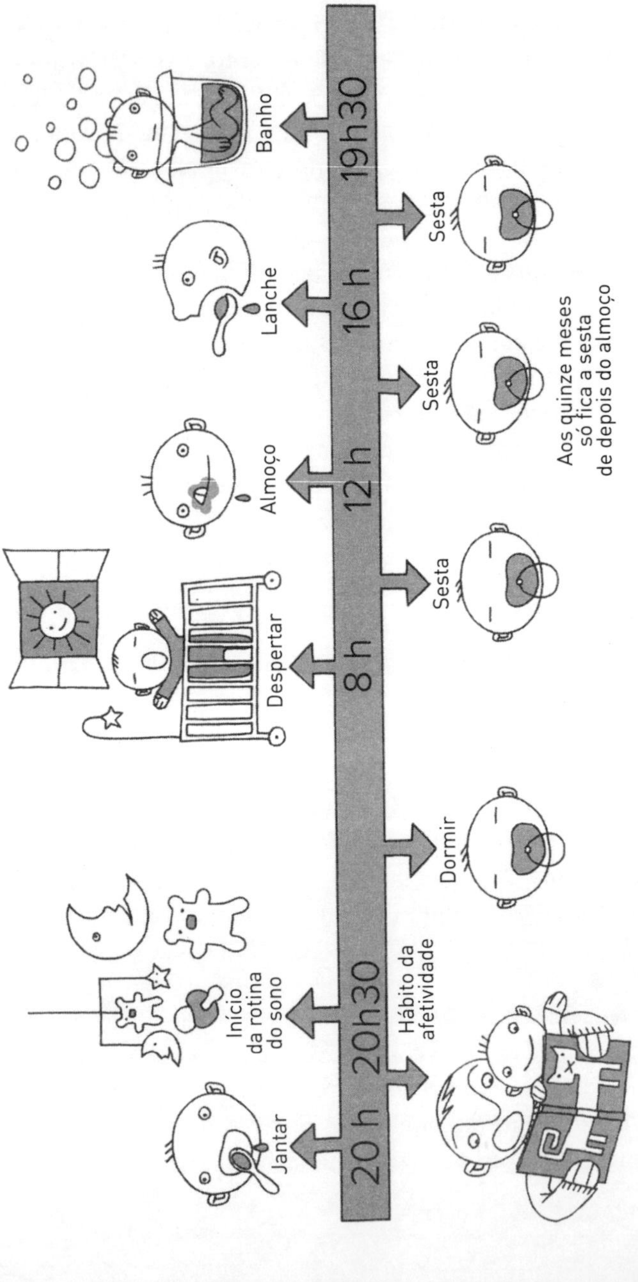

PARA ENSINAR O HÁBITO DO SONO É PRECISO APLICAR O MÉTODO, PASSO A PASSO

Chegou a hora de começar a mostrar concretamente como aplicaremos a teoria que aprendemos até agora. Mas, antes, é preciso estar claro que não importa a idade de seu filho. Tanto faz ele ter 9 meses ou 4 anos e meio. Lembrem-se de que um hábito (comer, dormir, escovar os dentes, andar de bicicleta ou esquiar) é algo que se aprende em qualquer idade.

Mais importante ainda: vocês estão preparados para aplicá-lo corretamente? Para verificar sua disposição, sugiro que façam o teste que se segue e avaliem, de acordo com o resultado, se vocês estão dispostos e prontos para iniciar a aplicação do Método.

ESTÃO PREPARADOS PARA SEGUIR O MÉTODO?
(Adaptado de um teste do doutor Gonzalo Pin)

Tolerância ao transtorno	**Mãe**		**Pai**	
É muito difícil para vocês ouvir seu filho gritar ou chorar por um bom tempo?	SIM	NÃO	SIM	NÃO
É muito difícil levá-lo de volta para a cama quando ele levanta e sai do quarto?	SIM	NÃO	SIM	NÃO

Tolerância aos horários	**Mãe**		**Pai**	
Alguém da família não se dispõe a deitar tarde para aplicar o tratamento?	SIM	NÃO	SIM	NÃO
Alguém da família não se dispõe a levantar cedo para aplicar o tratamento?	SIM	NÃO	SIM	NÃO

Dificuldade na atitude	Mãe		Pai	
Acham-se emocionalmente incapazes de se ocupar diretamente de ensinar?	SIM	NÃO	SIM	NÃO
Sentem-se culpados quando aplicam normas para ensinar seu filho a dormir?	SIM	NÃO	SIM	NÃO
Acham que estão maltratando seu filho quando tentam lhe ensinar um hábito?	SIM	NÃO	SIM	NÃO

Talvez no início vocês deem alguma resposta diferente da desejável, mas não importa. Sugiro que leiam o livro todo e examinem os resultados da pesquisa científica que lhes ofereço adiante. Além disso, se julgarem que sua atitude é um elemento negativo, o importante é tomarem a decisão de tentar mudá-la.

PASSO Nº 1: COMEÇAREMOS DO ZERO

Para iniciar o tratamento devemos partir da premissa de que a criança nasceu hoje. Sempre começamos do zero, independentemente de como ela dormiu até hoje. O que vocês inventaram antes para seu filho dormir não está certo nem errado, simplesmente deve ser esquecido. A partir de agora vocês só farão o que vamos recomendar. **Lembrem-se de que o que não especificarmos não será por esquecimento mas porque não deverá ser feito.** Por exemplo, se tivéssemos ensinado a dar de comer a uma criança nascida no Japão e vocês tivessem de mudar para um país ocidental, recomendaríamos que esquecessem a tigelinha e os pauzinhos, próprios dos costumes japoneses. Agora passariam a usar prato e colher. É só isso.

PASSO Nº 2: AÇÕES BÁSICAS ANTES DO SONO

Fixar horários. Está provado que o cérebro da criança concilia o sono mais facilmente se a ensinamos a dormir na faixa das 20 às 21 horas no inverno e das 21 às 22 horas no verão. Em alguns países esses horários podem se adiantar, conforme a cultura e a organização das rotinas.

Levando em conta esses fatores, e em função dos outros hábitos, concluímos que a melhor hora para lhe dar o jantar é 8 da noite (lembrem que a comida nos ajuda a fazer o relógio funcionar). Se a criança não tomou banho pela manhã, é melhor fazê-lo um pouco antes do jantar.

De todo modo, quando a criança acabar de comer, os pais deverão retirar todos os elementos externos associados ao hábito da alimentação, inclusive o copo de leite, o suco, etc. Assim a criança entenderá que o jantar tem seu tempo e que não deverá recorrer aos pretextos de "estou com fome" e "estou com sede" quando estiver sozinha e insegura no quarto. Cada coisa tem sua hora. Por exemplo, o leite é para alimentá-la, não para fazê-la dormir. A mamadeira é um elemento da alimentação e não um elemento que deva ser associado ao sono. Por isso, se os pais acharem que o filho precisa desse complemento nutricional, ele deve fazer parte da refeição, como um elemento a mais da alimentação. **Conscientização dos "professores": adotar uma atitude firme e segura.** Conforme já explicamos ao analisar como se ensina o hábito de comer à criança, é fundamental que ela veja que os pais estão se sentindo seguros, que eles sabem o que estão fazendo. Depois de ler este livro e descobrir que existe um método científico para ensinar os filhos a dormir, vocês não devem hesitar, mas simplesmente aplicar o tratamento como ele é, faça a criança o que fizer – e garanto que ela mostrará grande inventividade. O Método só será eficaz se os pais se mostrarem convictos.

PASSO Nº 3: O HÁBITO DA AFETIVIDADE E DA COMUNICAÇÃO

Depois do jantar, os pais dedicarão 10 a 15 minutos a compartilhar com o filho uma atividade relaxante e agradável. Recomenda-se que esse hábito se desenvolva na sala ou em qualquer outro aposento que não seja o quarto de dormir. Desse modo, ficará marcado que aquele quarto é para dormir e nada mais. É bom sempre advertir a criança de que esse "hábito" dura um tempo determinado e que, quando terminar, iremos dormir. Sempre são os adultos que devem marcar o tempo e determinar as atividades. Nunca se deve permitir que a criança imponha a duração desse hábito.

Os elementos externos da afetividade e da comunicação poderão ser, entre outros, leitura ou contação de histórias, carícias, canções ou brincadeiras tranquilas. Essas atividades serão adaptadas à idade da criança. Nesse período vocês trocarão beijos, risadas e afagos, conforme quiserem. Seu filho vai esperar por esse momento com alegria. Só não é aconselhável ver televisão, brincar com o computador ou com alguma outra coisa que seja muito excitante.

Os pais devem procurar atividades que possam ser feitas em conjunto, mesmo que para eles sejam desgastantes, depois de um dia inteiro de trabalho. É hora de pensar na criança.

Com esse breve tempo de dedicação, os pais mostram ao filho que gostam dele e se sentem felizes na sua companhia. É importante que ele saiba disso ao começar a aprender o hábito de dormir corretamente.

PASSO Nº 4: E VAMOS ENSINÁ-LO A DORMIR

1. Preparamos o material para ensinar

Vamos escolher os elementos externos que acompanharão a criança durante todo o tempo que ela permanecer no berço

ou na cama e não vamos retirá-los enquanto ela estiver aprendendo o hábito.

Os responsáveis por escolher esses elementos são vocês; a criança nunca deverá propô-los. Ela é muito pequena para entender o Método e fazer propostas.

- Escolham um **boneco** para sempre dormir com seu filho. Pode ser um que ele já tenha ou um novo. De qualquer modo, vocês é que devem escolhê-lo, não a criança. Depois de decidirem, batizem o boneco, se ele ainda não tiver nome. "Chico", por exemplo, é um nome simples e comum, mas não é recomendável se o pai da criança se chamar Francisco.
- Se a criança ainda usar chupeta, espalhe algumas pelo colchão, pois, se ela acordar no meio da noite e a dela tiver caído, será fácil encontrar outra.
- Inventem mais alguns elementos externos para que a criança os veja ao abrir os olhos. Por exemplo, o pai poderá desenhar e recortar **uma lua** e pregá-la na parede, a mãe poderá fazer **um móbile**, que, como a lua, fará companhia à criança todas as noites, a uma distância prudente, para que ela não possa tocá-lo nem arrancá-lo.
- A partir dos sete meses, o bebê costuma se mexer mais e se descobre facilmente. É totalmente normal, e significa que o desenvolvimento da criança é normal. Para não depender do cobertor, recomenda-se que seu filho durma com um pijama-cobertor, assim ele estará sempre quentinho e vocês não terão de entrar no quarto para cobri-lo.

Assim como acontecia com o prato e a colher, a criança não vai demorar para associar esses elementos externos com o sono e logo eles se tornarão imprescindíveis para que ela adormeça. Também precisará deles quando acordar no meio da noite (o que todos nós fazemos com frequência, só que não lembramos no dia seguinte). Por isso é importante que vocês não sejam "elementos externos associados ao sono". Ou seja, vocês deverão desaparecer do quarto antes que seu filho pegue no sono. Não tentem ajudá-lo a adormecer embalando-o, acariciando-o ou fazendo gracinhas. Se fizerem isso, ele reclamará sua presença toda vez que acordar e vocês acabarão sendo obrigados a se instalar numa poltrona para montar guarda perto da porta.

Por isso é absolutamente desaconselhado usar qualquer elemento externo que depois tenhamos que retirar (ao chegar a esse ponto vocês entenderão claramente essa recomendação):

- Cantar
- Embalá-lo no colo
- Embalá-lo no berço
- Dar-lhe a mão
- Passear com ele no carrinho
- Colocá-lo no carro e dar uma volta
- Tocá-lo ou deixar que nos toque o cabelo
- Dar-lhe tapinhas ou acariciá-lo
- Amamentá-lo ou lhe dar mamadeira para ficar quietinho
- Levá-lo para nossa cama
- Deixá-lo pular até cair de exaustão
- Dar-lhe água

2. Entramos no quarto da criança

Terminado o trabalho do hábito da afetividade, levem seu filho para o quarto dele e vistam-lhe o pijama-cobertor. Lá estarão à espera os "ingredientes" que preparamos: o "Chico", o móbile, a lua e as chupetas (se ele usar).

O que farão agora? Notem que eu disse "farão" e não "fará", porque a criança fará de tudo e do jeito errado. Não façam caso, concentrem-se em reproduzir o procedimento que explicamos a seguir:

- Acompanhem a criança até a cama, ou coloquem-na no berço, dizendo com voz suave e tranquila e um sorriso aberto: "Meu amor, o papai e a mamãe vão ensinar você a dormir sozinho. A partir de hoje você vai dormir aqui, na sua cama, com o desenho da lua, o móbile e o Chico." O discurso deve durar uns 30 segundos, portanto repitam essa ladainha duas ou três vezes, até completar meio minuto. É importante que essa frase seja dita num tom que transmita segurança por parte de quem a pronuncia (o pai, a mãe, os avós, a babá). Mais uma vez, a chave é a atitude: o tom deve ser amoroso, seguro e tranquilo. Talvez – muito provavelmente –, quando vocês falarem do Chico, a criança, intuindo o que vai acontecer, apronte um escândalo horrível. Mas nem por isso o adulto deve mudar o tom de voz nem se calar. Também não deve conversar. Trata-se de um monólogo, não de um diálogo. O adulto, seja ele quem for, deverá se tornar surdo e cego. Não ouvirá o que a criança diz nem verá o que ela faz.
- **Agora vem a parte mais difícil.** Vocês devem deitar seu filho na cama ou no berço; se ele se levantar, chorar ou protestar, não percam os nervos. A essa altura vocês devem estar completamente seguros do que vão fazer e mostrar a ele, que se sentirá confuso diante da mudança. Então, vocês o acariciarão durante alguns instantes, mas depois afastem-se um pouco. Um dos dois – o pai ou a mãe, não importa – continuará pronunciando a mesma frase: "Gostamos muito de você por isso vamos ensiná-lo a dormir. Entendemos que esteja chorando, porque está aprendendo, mas não está acontecendo nada. O papai e a mamãe gostam muito de você e não vão abandoná-lo, vão estar ao seu lado, cuidando de você e dando tudo aquilo que você precisar, mas agora é hora de dormir sozinho no berço com seus novos amigos, o Chico, e as chupetas." Claro, não é preciso que as palavras sejam exatamente essas. O importante é que esse pequeno monólogo transmita a ideia de que estamos

ensinando a criança a dormir, entendemos que ela não sabe dormir e que está se sentindo mal, e gostamos muito dela. Lembrem-se, nessa hora somos surdos e cegos. Não devemos responder a nenhuma pergunta nem sugestão que a criança faça. Só nós é que falamos.

Esse é o ponto em que os pais mais sofrem, sobretudo quando não têm clareza sobre por que e como estão ensinando o filho a dormir. Se vocês têm alguma dúvida, voltem algumas páginas para trás e repassem os conceitos científicos que justificam o comportamento que recomendamos.

Lembrem-se do que dissemos antes: as crianças são muitíssimo inteligentes e saberão inventar protestos e atitudes que deixarão os pais com o coração aos pedaços. Mas não esqueçam, também, que nada do que seu filho fizer será "errado". Ele é muito pequeno para saber da importância de dormir sozinho e a única coisa que está expressando com seu choro é sua incapacidade de dormir adequadamente. O bebê não é capaz de ler este livro e fazer o que deve ser feito. São vocês que devem agir. De modo que, façam das tripas coração, apaguem a luz, e saiam do quarto – sempre com um sorriso amplo e repetindo que gostam muito dele, que estarão por perto para atender às suas necessidades e que ele é o maior tesouro da casa. Mas que aprender a dormir é assim, como vocês estão ensinando. Mantenham sempre uma atitude firme, mas muito afetuosa.

Depois desse discurso, saiam do quarto. A partir desse momento deverão ter nervos de aço, pois as duas primeiras noites do tratamento são duras. O que mais ajuda a vencê-las é pensar que na terceira, muito provavelmente, seu filho começará a dormir placidamente. Até isso acontecer, façam o seguinte:

- A criança vai chorar. É a maneira que ela tem de mostrar que não sabe adquirir o hábito sozinha e que está aprendendo.

Não é um choro de sofrimento, é um choro de comunicação. Voltem a dar uma olhada no texto em destaque da página 32.

▪ **Vocês não estão abandonando seu filho.** Depois de exatamente um minuto, entrem no quarto para tranquilizá-lo. Não devem deixar que ele chore até cansar. Nenhuma criança aprende um hábito sozinha. Quando vocês aprenderam a andar de bicicleta ou a nadar sempre havia alguém a seu lado, não é mesmo? Neste caso é a mesma coisa, mas estar "ao lado" não é estar fisicamente presente. Se fizerem isso transformarão sua presença em um "elemento externo associado ao sono" de seu filho e serão obrigados a ficar com ele até a manhã seguinte. Neste caso, o que se deve é fazer **algumas visitas breves ao quarto para tranquilizar a criança.** Ela deve perceber que não foi abandonada, que os pais estão simplesmente cuidando dela e ensinando-a a dormir. Só isso.

▪ **Durante essas visitas curtas, ponham-se ao lado do seu filho, acariciando-o suavemente,** e não façam nada além de repetir a frase que mencionamos antes, tocando-o com a mão carinhosamente, para que ele veja que os pais estão firmes em sua posição, mas que são muito carinhosos e estão sorrindo. É difícil, mas vocês têm a responsabilidade de fazer tudo dar certo.

▪ A primeira vez, a frase se prolongava até uns 30 segundos, mas a partir da segunda (primeira visita) não deverá durar mais de 10 segundos. Vocês deverão pronunciá-la no mesmo tom sereno e calmo. O objetivo é que seu filho adquira segurança em seu hábito e pegue no sono sozinho, portanto evitem que ele se sinta admoestado, castigado ou abandonado. Lembrem-se de que, se vocês entram no quarto, não é para que ele se cale nem adormeça, mas para que veja que não foi abandonado, que os pais continuam ao seu lado, dando-lhe afeto.

▪ **As visitas se repetirão sempre que for necessário.** Deverá entrar o pai ou a mãe, aquele que estiver mais tranquilo. É importante vocês se revezarem, para que a criança veja que os dois estão de acordo a agindo da mesma maneira. Se a criança continuar chorando, o que com certeza acontecerá, voltem ao quarto a cada 3 minutos. E, se a situação não melhorar, a próxima vez esperem 5 minutos antes de entrar de novo. Durante a visita, façam sempre a mesma coisa: recitem a frase e depois saiam. Nunca entabulem diálogo com ela nem deem atenção a seus protestos. Vocês já sabem que seu filho só usa esses expedientes para conseguir uma reação. Na verdade, ele não tem nada. Portanto, não se assustem nem fraquejem, nem que ele vomite ou comece a bater em si mesmo. Parece difícil, mas se os pais aguentarem sem fazer nenhuma exceção, a criança acabará dormindo de uma tirada em poucos dias. E os pais também.

As visitas seguintes, até a criança adormecer, serão a cada 5 minutos, no primeiro dia. Esse tempo não será aumentado. Os número de minutos entre uma visita e outra não é o mais importante. Se for difícil resistir, vocês poderão reduzir esses intervalos, mas sempre devem ser progressivos.

No primeiro dia, talvez seu filho demore umas 2 horas para dormir, e vocês deverão entrar no quarto durante todo esse tempo, a cada 5 minutos, mantendo a mesma atitude e o mesmo discurso. No fim ele acabará adormecendo, mas é normal que volte a acordar durante a noite. Quando isso acontecer, voltem a agir como se fossem 9 da noite, ou seja, repetindo exatamente a mesma rotina. Levantem, entrem no quarto dele, vão para seu lado e lhe falem com voz doce e afetuosa, usando as mesmas frases. Será difícil, principalmente se no dia seguinte tiverem de trabalhar. Apesar disso, façam o mesmo cada vez que a criança despertar durante a noite, até chegar a hora que vocês combinaram que ela deverá acordar para começar um novo dia. Isso deve ser feito necessariamente. Lembrem-se de que será só questão de alguns dias, se tudo for feito corretamente.

Pronunciem sua frase sempre com doçura, serenos mas rigorosos, seja a hora que for. Vocês verão que não é tão difícil assim. Se estiverem convictos do que estão fazendo, não transmitirão ansiedade nem dúvida, e logo seu filho compreenderá que vocês não o estão desprezando, que são carinhosos mas que sabem o que estão fazendo e ninguém os convencerá a desistir.

A seguir, mostramos um esquema dos **intervalos** entre uma visita e outra, durante os dias que durar o tratamento. **A tabela servirá apenas como orientação.** Vocês poderão adaptar esses tempos conforme lhes convenha, poderão reduzi-los, mas sempre é aconselhável que haja uma progressão.

TABELA DE ORIENTAÇÃO DE INTERVALOS ENTRE AS VISITAS AO QUARTO DA CRIANÇA				
Dias	**1ª Espera**	**2ª Espera**	**3ª Espera**	**Esperas sucessivas**
1	1'	3'	5'	5'
2	3'	6'	9'	9'
3	5'	10'	15'	15'
4	6'	11'	17'	17'
5	7'	13'	20'	20'
Seguintes	8'	15'	23'	23'
Continuar até dormir sozinho	8'	15'	23'	23'

O importante não é o tempo de espera para entrar no quarto para ensinar seu filho a dormir, mas o que vocês fazem quando estão com ele. Lembrem-se de que para lhe transmitir segurança vocês terão apenas de repetir a frase: "Nós dois gostamos muito de você, por isso estamos ensinando você a dormir. Entendemos que esteja zangado porque ainda não sabe muito bem como fazer, mas logo vai aprender."

Seu filho vai acabar dormindo. Sim, isso vai acontecer. Ele compreenderá que não há o que fazer, que seus pais não o abandonaram – pois estão sempre entrando para vê-lo –, mas não vão atender a nenhuma de suas exigências.

Lembrem-se: até ele aprender a dormir sozinho é muito provável que volte a acordar no meio da noite e reclame a presença dos pais, chorando. Se antes estava acostumado a pegar no sono acompanhado pelo pai ou pela mãe, é muito provável que sinta sua falta – até agora era seu elemento externo, mas daqui por diante será o Chico. Quando acontecer, voltem a repetir as visitas nos intervalos estabelecidos e recitem o estribilho já conhecido, sempre com a mesma doçura e serenidade, mesmo que sejam 4 da madrugada. Não percam o controle em nenhum momento. Não se zanguem nem deem atenção às reclamações da criança. Repitam a frase tranquilizadora, independentemente da hora, seja meia-noite ou cinco da madrugada.

UM COMENTÁRIO IMPORTANTE: Esta maneira de ensinar as crianças a dormir é praticada no mundo todo e, conforme comentamos antes, tem o aval das mais prestigiosas sociedades científicas de pediatria e do sono. Está amplamente demonstrado (para mais informações, consultem a bibliografia no final do livro) que, se aplicada corretamente, não causa nenhum tipo de trauma nem consequência. A criança nunca se traumatiza por aprender bem um hábito. Não há crianças traumatizadas por tomarem sopa com colher, por escovar os dentes ou ir à creche – e menos ainda por dormir corretamente. Acontece exatamente o contrário: a criança que não aprendeu a dormir carregará as consequências dessa carência por toda a vida (na página 19 apontamos as consequências de dormir mal). As crianças que aprenderam a dormir bem são muito mais felizes, e seus pais também.

COM QUE SITUAÇÕES PODEREMOS DEPARAR DURANTE O TRATAMENTO?

A chupeta pode cair: É muito comum nos primeiros meses. O bebê não sabe levá-la de volta à boca. Para facilitar seu trabalho, vamos colocar cinco ou seis chupetas perto dele. Cada vez que o bebê chorar porque perdeu a chupeta, vocês deverão acudir para ajudá-lo a colocá-la de volta. Pouco a pouco ele aprenderá a procurá-la sozinho. Quando seu filho tiver 7 ou 8 meses, vocês poderão treinar com ele durante o dia, como se fosse uma brincadeira. Coloquem a chupeta na mão dele e, guiando o bracinho, façam com que a leve à boca. Em pouco tempo ele aprenderá a fazer isso sozinho. As crianças são espertas e aprendem depressa.

A criança pode vomitar: Para as crianças, é muito fácil provocar o vômito. Se isso acontecer, não se assustem. Cheguem perto dela, muito tranquilos, e digam com doçura e calma (independentemente da idade, seu filho capta sua insegurança): "Agora você está muito zangado porque estamos ensinando você a dormir, mas isso não é problema, o papai (ou a mamãe) vai cuidar de você." Limpem o vômito (se isso acontecer de madrugada pensem neste livro, podem me xingar se quiserem, mas a criança deve ver um rosto tranquilo, sorridente, seguro e plácido) e voltem a repetir a frase que já sabem de cor – "Gostamos muito de você, vamos ensinar você a dormir..." – e voltem a aplicar a tabela dos tempos. Certamente não se deve dar-lhe de comer de novo.

Esta situação pode ser muito angustiante para os pais, mas não é nem um pouco para a criança, por isso ela poderá repeti-la várias vezes. Vocês deverão agir sempre da mesma maneira, tantas vezes quantas forem necessárias. A criança aprenderá que, se o vômito não muda sua atitude, não há por que provocá-lo. Tudo depende de vocês.

A criança pode sair do quarto: Quando a criança já dorme na cama, é muito comum ela sair do quarto enquanto está aprendendo a dormir sozinha. O berço dificulta os deslocamentos, mas na cama essa limitação já não existe. Recomendo que coloquem uma grade na porta, dessas que são vendidas em lojas de artigos infantis, suficientemente alta para que seu filho não consiga saltar por cima dela. As crianças são espertas e podem usar qualquer caixa ou cadeira do quarto para transpor a grade. A grade será mais um elemento do quarto, como as cortinas ou os desenhos pendurados na parede. Nunca deverá ser entendida como um castigo. Portanto, não digam a seu filho que estão colocando a grade para que ele não saia. Expliquem simplesmente que é um elemento de decoração que vocês decidiram colocar no quarto, tal como decidiram colocar um quadro, uma luminária ou uma cortina. É provável que ele levante da cama e vá até a grade, chorando, gritando e dizendo algumas frases (para lembrar como a criança utiliza a linguagem, voltem à página 32). Esperem o tempo estabelecido e entrem no quarto com a mesma atitude de sempre, repetindo as palavras-chave – "Gostamos muito de você, estamos ensinando você a dormir..." – e voltem a acomodá-lo na cama. Adotem o mesmo procedimento, tantas vezes quantas forem necessárias.

Atenção: algumas crianças acabam dormindo ao pé da grade. **Isso é absolutamente inconveniente.** Não se trata de dormir de qualquer maneira. Se isso acontecer, entraremos e acompanharemos a criança novamente até a cama, ainda que ela volte a acordar. Não importa. Queremos ensiná-la a dormir da maneira correta, não de uma maneira qualquer.

A criança pode ficar doente: Durante os cinco primeiros anos de vida, as crianças contraem frequentemente pequenas doenças, especialmente das vias respiratórias. Resfriado e tosse são seus companheiros frequentes. Isso é muito normal. Quando um desses processos provoca febre, é possível que a criança, mesmo que já tenha aprendido a dormir bem, desperte no meio da noite ou durma mal. Então os pais devem atendê-la, tomar sua temperatura, dar o remédio indicado pelo pediatra e deixá-la de novo na cama. Se necessário, poderão voltar a aplicar a tabela dos tempos. É muito provável que a febre provoque sede. É fácil verificar se o problema é esse. Lave o dedo e coloque-o na boca do seu filho. Se estiver seca, deem a ele um pouco de água. Mas, atenção, a água é para matar a sede, não para ele dormir.

As crianças são muito espertas e não têm consciência de que estão doentes. Podem estar com 39° de febre e continuar correndo pela casa. Assim, também, não reconhecem quando a doença termina e podem continuar acordando só para que os pais, como nos dias anteriores, acudam quando ela os reclamar. Vocês é que devem saber quando o processo patológico chegou ao fim e voltar a empregar o Método, se necessário.

A criança pode ter recaídas: É normal que, depois de dormir bem por alguns dias, a criança volte a acordar de vez em quando. Isso não é problema. Não significa um retrocesso. Tenham paciência. O hábito está se consolidando e devemos continuar a ensiná-lo. Se isso acontecer, voltem a aplicar o Método, sempre com os tempos do primeiro dia e com a frequência necessária. Algumas crianças são mais resistentes ao aprendizado e precisam dos melhores professores, que são vocês, os pais. As recaídas costumam acontecer quando há alguma mudança de rotina: a presença de uma pessoa nova na casa, uma estada na casa dos avós, uma doença (conforme explicamos no item anterior). Isso não é problema. Lembrem-se: nesse caso, voltem a aplicar o Método.

A criança pode chorar quando é deixada no berço: Isso também é muito frequente, sobretudo nos primeiros dias. Também não é nada. Continuem aplicando o Método com paciência e seguindo a tabela de tempos conveniente, sempre começando pelo primeiro dia. Seu filho acabará por aceitar que dormir sozinho é bom e normal.

Temperamento: Muitos pais acham que o filho dorme mal porque tem temperamento muito inquieto. Isso não é verdade, de modo nenhum. Lembrem-se: dormir é um hábito, como tomar sopa com colher ou escovar os dentes. Minha pergunta é: uma criança tranquila aprende a tomar sopa com colher? A resposta é SIM. E uma criança nervosa? A resposta também é SIM. Uma criança tranquila aprende a escovar os dentes? A resposta é SIM. E uma crinça nervosa? Também. E uma criança tranquila aprende a dormir bem? A resposta, claro, é SIM. E uma criança nervosa? A resposta também é SIM. A única diferença é que a criança mais sossegada aceita mais facilmente as normas do hábito que estamos ensinando. A criança mais inquieta oferece maior resistência e precisa de mais insistência para aprender. Enfim, precisa dos "melhores professores", ou seja, vocês. Portanto, o temperamento da criança não influi. Se a criança é mais nervosa, só é preciso que vocês tenham mais paciência, que sejam mais insistentes e que tenham firmeza ao impor as normas. No final, tanto as crianças tranquilas quanto as inquietas acabarão por dormir bem, assim como tomam sopa com colher e escovam os dentes. Só depende de vocês.

Queixas dos vizinhos: É uma situação frequente, pois nas construções atuais as paredes são finas, às vezes parecem de papel, e os ruídos são um problema importante. Em geral conhecemos todas as rotinas dos nossos vizinhos. Algumas dessas rotinas são muito barulhentas, mas eles mesmos parecem não se perturbar. Choro de criança durante a noite pode ser muito incômodo, tanto para os pais como para os vizinhos. Muitos pais desistem de aplicar o Método por causa disso.

O melhor é se entender com os vizinhos. Não custa explicar-lhes que vocês vão ensinar seu filho a dormir. É possível que durante alguns dias, menos de uma semana se tudo der certo, eles ouçam o choro durante a noite, mas é preciso que saibam que vocês estão ao lado da criança o tempo todo e que ela não está com nenhum problema. A maioria dos vizinhos vai entender e prestará sua solidariedade. Sempre há os mais intolerantes, é claro, mas com sabedoria e sensatez será possível lidar com a situação. Se não, leiam esta história que uma mãe me contou:

> Meus vizinhos eram um pouco implicantes, mas eu tinha resolvido ensinar nosso filho, para o bem dele e o nosso. Falei com a vizinha e inventei uma história. Expliquei que meu filho tinha uma dor de ouvido muito forte, principalmente durante a noite. Estava fazendo um tratamento indicado pelo pediatra e durante alguns dias seria preciso ter paciência. Se ele não melhorasse, teria que fazer uma cirurgia. No segundo dia de tratamento, encontrei a vizinha e ela comentou que meu filho devia estar sofrendo muito com a dor de ouvido, porque tinham escutado seu choro. Confirmei que estávamos seguindo o tratamento indicado pelo pediatra e que tínhamos esperança de que ele melhorsse em poucos dias. Depois de uma semana, encontrei novamente a vizinha, e ela me disse: "Que bom que o menino não vai precisar ser operado! Faz dois dias que não o ouvimos chorar." Sorri e concluí que a mentira piedosa tinha dado resultado.

ENSINAR O SONO DIURNO. AS SESTAS

As sestas diurnas são essenciais porque complementam as necessidades de sono da criança. Até os 2 anos, mais ou menos, as crianças tiram três sonecas: uma depois do café da manhã, outra depois do almoço e uma mais curta depois do lanche da tarde. Esta última é a primeira a ser eliminada quando a criança cresce. Aos 3 anos é provável que, de dia, ela só durma depois do almoço. Pode ser uma sesta mais longa, de 2 a 3 horas, dependendo da criança, e provavelmente vai se manter até os 5 anos.

A criança que dorme corretamente durante o dia também dorme melhor durante a noite. Não é verdade que se não dormir durante o dia ela dormirá melhor durante a noite. Pelo contrário. As avós sábias costumam dizer que o sono traz sono. Elas têm toda a razão.

O sono diurno, ou sesta, deve se desenvolver do mesmo modo que o sono da noite: no quarto, sem barulho e sem luz, com uma rotina idêntica à aplicada para ensinar a criança a dormir à noite. Essa rotina inclui a repetição da frase de sempre: "Gostamos muito de você, estamos ensinando você a dormir" e a tabela de tempos. Não devemos introduzir mudanças, caso contrário a criança não entenderá por que um dia ela dorme de um jeito e outro dia de jeito diferente. Acontece o mesmo com qualquer hábito. Por acaso vocês almoçam um dia na mesa, outro dia no banheiro, outro no terraço e outro ainda no carro? Pois para dormir é a mesma coisa.

MAIS SITUAÇÕES CONFUSAS QUE PODEM OCORRER NAS SESTAS

A criança pode adormecer no carro: Isso costuma acontecer nos trajetos mais longos. Na verdade, é quase um sossego para os pais. O leve balanço do carro e a temperatura agradável provocam sonolência nas crianças. Aliás, isso também acontece com os adultos, quando não estão com o sono em dia. Não tem importância. Deixem que a criança durma. No entanto, tentem fazer com que, nesses trajetos longos, o sono coincida com os horários da sesta. Procurem programar suas viagens para os horários da sesta de seu filho. Dessa maneira, seu ritmo não precisará se alterar.

A criança pode adormecer durante os passeios: Certamente vocês já viram muitas mães sentadas no parque chacoalhando o carrinho do filho e lendo uma revista ou conversando com outras mães. Embora elas curtam esse momento, não é nem um pouco benéfico para a criança. Pensem no seguinte: o passeio serve para a criança entrar em contato com o entorno, para que ela desfrute do ar livre e do sol e assimile os estímulos externos do mundo em que vive. Se ela dormir, será como se o mundo não existisse e o passeio será inútil. Além do sol, o bebê não receberá nenhum dos outros fatores interessantes que são necessários ao seu amadurecimento.

Portanto, é melhor levar seu filho a um parque que seja bem próximo de onde vocês moram. Se não houver, um banco na rua em frente do seu prédio será o suficiente. Mantenham a criança desperta. Daí a conveniência de que o trajeto até o lugar em que ele receberá os estímulos que mencionamos seja o mais curto possível. Chegando ao lugar, se ele tiver adormecido, o melhor será acordá-lo. Se necessário, poderão tirá-lo do carrinho, para que ele os veja e ouça sua voz, mesmo que não entenda suas palavras. Mantenham-no assim durante todo o passeio. Sei que é mais cansativo para vocês, mas é para o bem da criança. É bom evitar que seu filho associe passeio ao sono, pois depois não conseguirá dormir quando chegar a hora estipulada. Lembrem-se de que o passeio é para ativar a criança, não para descansar os pais.

COMO CONSEGUIR QUE SEU FILHO ACORDE MAIS TARDE, A PARTIR DOS 3 ANOS

À medida que seu bebê vai crescendo, há maiores possibilidades de negociação. Mas é preciso que vocês sejam hábeis, é claro. Nesse toma lá dá cá vocês podem permitir que ele durma um pouco mais. Dizemos isso porque, como quase sempre é ele que decide a hora de acordar, parece que os papéis se inverteram, como se vocês fossem os filhos. Mas é possível, sim, conseguir algumas horas a mais na cama – no entanto, mais de duas horas é pedir demais.

O bebê acorda quando já completou o ciclo do seu sono, de modo que poucas coisas farão com que ele não queira levantar imediatamente. Mas se vocês forem até ele para alimentá-lo, trocar a fralda molhada e deixá-lo com algum brinquedo, ele pode se distrair sozinho e acordado sem nenhum problema... e vocês podem tirar mais um cochilo. Mas a partir dos 3 anos, quando a criança já entende algumas normas, cabe a vocês ganhar mais umas duas horinhas de sono. Como? Com a BRINCADEIRA DO RELÓGIO:

- Arranjem um relógio que esteja sem o vidro de proteção e coloquem um adesivo sobre a hora que pretendem que a criança os acorde (se geralmente seu filho acorda às 8, colem o papelzinho sobre o indicador das 10).
- Desenhem num papel um calendário semanal, representando os dias da semana por sete quadradinhos: um para a segunda-feira, outro para a terça e assim por diante. Os quadradinhos do fim de semana devem ser de cor diferente, para que a criança os diferencie.
- Cada dia brinquem com seu filho de assinalar o dia da semana: "hoje é quarta-feira", "hoje é quinta-feira"... Na sexta-feira façam-no lembrar que o dia seguinte tem cor diferente, portanto é um dia diferente e especial. No sábado e no domingo ele terá a tarefa de acordar os pais quando o ponteiro do relógio chegar bem em cima do adesivo (às 10). Você podem fazer a mesma coisa nas vésperas de feriados.
- O discurso será o seguinte: "Quando este palitinho chegar a esta figurinha, você pode entrar no quarto do papai e da mamãe, nos dar um beijo de bom-dia e nós vamos fazer uma festança!"

Truques para que a criança aprenda a esperar: É muito importante que no dia anterior, seja sexta-feira ou véspera de feriado, vocês preparem o cenário da brincadeira. Expliquem a seu filho que no dia seguinte vocês vão preparar o café da manhã juntos, para que essa expectativa o ajude a esperar até o ponteiro do relógio chegar à hora desejada (a espera nunca deve ser maior do que de 2 horas depois do horário em que ele costuma acordar). Preparem junto com ele uma mesinha no quarto, com seu suco preferido e umas bolachas, aquelas que só são permitidas em ocasiões especiais). Os pais é que devem saber o que poderá constituir esse desjejum especial.

Coloquem também na mesinha um livrinho de que ele goste muito ou lápis de cor, papel e outros materiais. Sempre deverá haver alguma coisa especial, que ele não use habitualmente. Deixem que ele participe desses preparativos.

Depois expliquem que no dia seguinte, quando ele acordar, não deverá chamar os pais nem ir ao quarto deles. Simplesmente deverá olhar o relógio e ver onde está o ponteiro. Se ainda não tiver chegado ao adesivo das 10 (o mais provável), deverá esperar e começar a tomar o café da manhã e, depois, ler, brincar ou desenhar.

No primeiro dia da brincadeira, é bem possível que a criança já entre no quarto de vocês 10 minutos depois de acordar. Já terá acabado com o magnífico café da manhã especial que vocês prepararam juntos e estará pronta para a festança. Paciência, é prova de que seu filho é inteligente. Mas vocês, com toda a calma do mundo, deverão acompanhá-lo de volta ao quarto dele e mostrar que o ponteiro ainda não chegou ao lugar marcado, o das 10 horas. É possível que assim consigam ganhar mais alguns minutos de sono. Se isso não acontecer, não percam as esperanças, lembrem-se de que seu filho está apenas aprendendo e que, se vocês insistirem na rotina da brincadeira durante vários dias, ele acabará aprendendo e lhes dará o prêmio de duas horas de sono a mais.

A festa para celebrar o que a criança aprendeu: Aqui vocês têm que mostrar sua capacidade de invenção. Escondam balões embaixo da cama, coloquem música de fundo, arranjem máscaras engraçadas, qualquer coisa para que seja surpreendente e divertida para a criança. Quando seu filho entrar no quarto de vocês no dia e na hora adequada, levantem as persianas e recebam-no com um sorriso amplo. Tirem os balões de baixo da cama e comecem a jogá-los com seu filho. Com certeza ele nunca vai esquecer esse momento. Essas experiências podem se repetir sempre que houver o que comemorar, mas não repita sempre as mesmas brincadeiras. Ponham a imaginação para funcionar, transformem-se em crianças por alguns instantes.

É importante vocês cumprirem sua parte do acordo e nunca mandem a criança de volta para o quarto, dizendo coisas como "Ah, espere um pouco mais" ou "Deite aqui conosco e tente dormir um pouco mais" – isso de jeito nenhum.

LEMBREM-SE: É fundamental que seu filho sinta que está participando da brincadeira. Comprem e preparem juntos o café da manhã do fim de semana. Escolham juntos o brinquedo ou a atividade para as duas horas de espera.

Vocês também podem trapacear o relógio para fazer com que a espera se prolongue gradativamente: quando a criança acordar às 8, adiante o relógio para 9, para que ela tenha a sensação de que falta menos tempo para acordá-los. Com o passar dos dias, vocês podem ir manipulando o relógio até que a criança consiga esperar as duas horas completas.

O JOGO DE DORMIR BEM

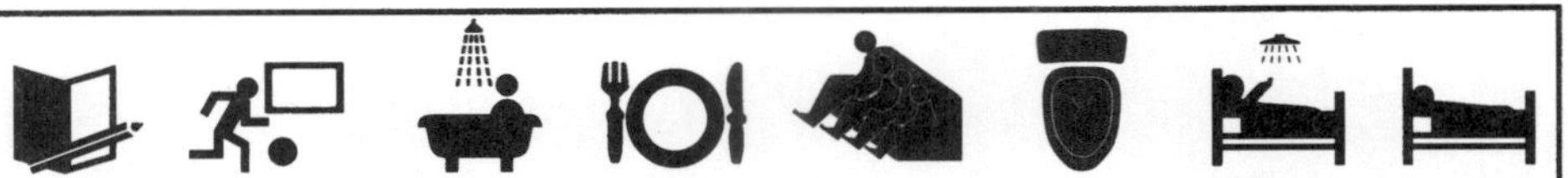

Deveres	Brincar/TV	Banho	Jantar	Bate-papo	Ir ao banheiro	Ler na cama	Dormir na cama

1 ○	2 ○	3 ○	4 ○	5 ○	6 ○	7 ○
8 ○	9 ○	10 ○	11 ○	12 ○	13 ○	14 ○
15 ○	16 ○	17 ○	18 ○	19 ○	20 ○	21 ○
22 ○	23 ○	24 ○	25 ○	26 ○	27 ○	28 ○

Progressão dos incentivos 3-5-7-10...

Bem ☺

Mal ☹

2

Situações especiais: irmãos gêmeos, filhos adotivos, crianças com problemas, quartos compartilhados, viagens e *jet lag*

Agora vamos falar de alguns casos em que a aplicação do Método pode apresentar dúvidas.

1. CRIANÇAS QUE DORMEM NO MESMO QUARTO QUE OS PAIS

Há pais que não têm possibilidade de contar com um quarto só para o filho. É normal e não deve ser motivo de preocupação. Basta destinarmos um canto do quarto para ele e fazermos com que o reconheça como seu espaço pessoal. Nesse canto ficará o berço, um desenho ou quadro na parede, um boneco e pouca coisa mais. Mesmo que os pais durmam numa cama muito próxima, o importante é a criança não entender a presença deles como um elemento externo associado ao seu sono (revejam esse conceito na página 26). Logo ela aprenderá naturalmente qual é seu espaço para dormir.

2. CRIANÇAS QUE DORMEM COM OS IRMÃOS

Essa é outra situação normal e compreensível. Dormir com um irmãozinho é correto e habitual em muitas famílias, seja porque não há outros quartos seja por decisão dos pais. Não é problema.

Nesse sentido, podem ocorrer várias possibilidades:

- **O irmão mais velho já dorme bem e precisamos ensinar o mais novo.** Podemos lidar bem com a situação, embora talvez o irmão se queixe de que o choro do caçula não o deixa dormir. Por isso é muito importante envolver o mais velho no processo. Devemos explicar que o irmão caçula chora porque não sabe dormir e que precisamos da ajuda dele, que é maior, para ensiná-lo; que de vez em quando o menorzinho chora porque é sua maneira de se queixar, já que não sabe falar; que ele, o maior, precisa ajudar os pais a cuidar dele e ensiná-lo a dormir. É importante que o mais velho esteja presente quando vocês falarem tranquilamente com o menor, com as palavras de sempre: "Gostamos muito de você e vamos ensiná-lo a dormir." Assim o mais velho vai ver que a atitude de vocês é calma e não vai se angustiar com o choro do irmão.

  É provável que seja mais difícil aplicar o Método, porque o caçula, muito esperto, vai perceber que os pais estão um pouco preocupados em preservar o sono do irmão mais velho. O importante, mais uma vez, é que vocês mantenham uma atitude doce e firme. O irmão maior decerto vai gostar de ajudar ao ver que essa é a maneira natural de ensinar o menorzinho a dormir.
- **Temos de ensinar os dois irmãos ao mesmo tempo. Tanto faz que tenham idades diferentes ou sejam gêmeos.** Nesses casos é muito importante termos em mente que é como se houvesse só uma criança no quarto. É normal que uma aprenda antes da outra e, por se tratar de temperamentos e personalidades diferentes, geralmente a criança mais tranquila aprende antes. A mais inquieta decerto precisará de mais tempo. É fundamental seguir os mesmos procedimentos que descrevemos nas páginas anteriores, e não importa que uma acorde a outra. O processo será um pouco mais longo, mas vocês acabarão conseguindo que as duas crianças durmam de modo adequado.

Se as duas tiverem idades diferentes e uma delas ainda dormir no berço, é importante colocar a grade na porta do quarto para que a maior não saia.

3. QUANDO VAMOS VIAJAR

Nos primeiros dias de aplicação do Método, é melhor que não haja alterações no entorno da criança. O quarto deve ser sempre o mesmo, assim como as rotinas e elementos externos. Isso facilitará a aprendizagem. Lembrem-se de que, se agirem corretamente, levarão poucos dias para ensinar seu filho a dormir. Dos pais que aplicaram o Método, 90% cumpriram seus objetivos em menos de uma semana. E nos casos em que isso não aconteceu, não foi por culpa das crianças.

Depois desse período, vocês poderão viajar para onde quiserem e poderão ficar alojados na casa dos avós, de amigos, em hotéis ou *campings*. O importante é seguir um esquema de horários semelhante, com a mesma rotina afetiva anterior e deixar seu filho acordado na cama, como em casa. E não se esqueçam das chupetas, do boneco ou outro elemento associado ao sono. Quando chegarem ao novo quarto, expliquem (mesmo que lhes pareça que ele não vai entender nada) que vocês estão em outro lugar e por isso as coisas do quarto são diferentes. Ele aprenderá imeditamente. Lembrem-se de que tudo depende de sua atitude doce e firme.

Muitas vezes é difícil seguir as mesmas rotinas na casa dos avós. Eles tentarão "opinar" sobre a forma de ensinar o neto a dormir. Não vacilem. Expliquem claramente que vocês estão ensinando a criança a dormir e que eles devem deixá-los agir conforme decisão de vocês. Em poucos dias os avós estarão agradecidos.

Será diferente se vocês deixarem seu filho na casa dos avós. As crianças, que são inteligentes, em geral são mais manipuladoras na casa dos avós, pois percebem que poderão fazer certas coisas que os pais não permitem. Não importa. No dia seguinte, quando forem buscar seu filho, não enfrentem os avós nem perguntem como ele dormiu. Simplesmente, ao voltarem para casa, cumpram todas as rotinas, como sempre. Logo a criança aprenderá que na casa dos avós ela pode fazer coisas diferentes mas que, em casa, terá de seguir as normas do pai e da mãe. Acontece exatamente o mesmo, por exemplo, com relação à creche. Lá seu filho come sozinho e em casa quer que os pais lhe deem comida na boca. Na creche ele não usa chupeta, em casa ele pede... não esqueçam que as crianças são muito espertas.

4. AS CRIANÇAS TAMBÉM TÊM *JET LAG*

Assim como os adultos, as crianças podem apresentar transtornos de sono quando mudam de fuso horário. Quando viajarem para alguma região cujo fuso horário é outro, calculem sempre as horas de diferença com relação ao lugar em que vocês moram. Por exemplo, fora do horário de verão, quando em São Paulo são 20 horas em Madri é meia-noite. A diferença então é de 4 horas.

Se a viagem for curta, o melhor a fazer será mudar o menos possível os horários da criança, ou seja, tentem seguir os horários do lugar em que vocês moram. Pode ser um pouco complicado quando a diferença é muito grande, mas é o melhor para seu filho, principalmente quando ele é bebê. Seguir os horários do lugar de origem nem sempre é viável, mas é a única maneira de alterar o menos possível o ritmo biológico da criança. Por isso é melhor só viajar com bebês para lugares muito distantes quando estritamente necessário.

Se vocês estiverem de mudança para um fuso horário diferente, é recomendável planejar as alterações com antecedência. Cerca de 10 dias antes de partir, comecem a mudar gradativamente os horários das refeições e do sono. Conforme a diferença de horário do lugar de destino seja para mais ou para menos, atrasem ou adiantem cerca de meia hora a cada dia. Desse modo, seu filho sentirá menos a mudança.

Atualmente, dispomos de um bom recurso farmacológico, a melatonina, substância que pode ser administrada ao bebê a partir dos 7 meses de vida. Consultem seu pediatra sobre isso, é ele que deverá orientar o uso dessa substância. Será preciso comprar melatonina pura em gotas, e evitar a de origem vegetal ou animal. A criança deverá tomar 4 gotas meia hora antes de se deitar. Isso a ajudará a sincronizar o ritmo de sono-vigília. Esse tratamento deverá durar cerca de quinze dias, depois já não será necessário. Mais uma vez, atenção, nada deverá ser feito sem sua concordância e acompanhamento.

ORIENTAÇÕES PARA QUANDO A CRIANÇA DORMIR FORA DE CASA

- **Saídas de fim de semana e férias:** Não é preciso que vocês saiam mais carregados do que o Papai Noel, levando o quarto inteiro do seu filho. Mas nunca se esqueçam de levar o Chico e as chupetas (caso ele ainda as use). Se o seu filho já for maiorzinho e capaz de entender uma conversa mais ou menos simples, expliquem que a cama em que ele vai dormir enquanto estiverem fora de casa é diferente, mas que ele vai dormir normalmente, como sempre faz no quarto de casa.

- **Na casa dos avós:** Os pais educam os filhos ao passo que os avós mimam os netos. Mas os mimos, muito recomendáveis e preciosos, podem fazer o tratamento fracassar, por isso não é aconselhável que seu filho durma na casa de seus pais nas primeiras noites de aprendizado. Esperem passar pelo menos uns 10 dias depois do início, para que seu filho já esteja bem acostumado a dormir bem.

Superado o período inicial, vocês já podem deixá-lo aos cuidados dos avós sem sobrecarregá-los com um monte de instruções, porque de todo modo eles farão o que bem entenderem. Assim, será suficiente explicar-lhes os princípios básicos do tratamento, fazê-los entender que a hora de dormir não é negociável e que a criança vai dormir com o boneco e as chupetas.

Não os repreendam se depois eles improvisarem, pois a essa altura a criança também entenderá que a permanência na casa dos avós é tão excepcional quanto as férias e que o jeito que deve seguir, e que lhe dá segurança, é o que seus pais ensinaram.

Seria diferente se, por alguma circunstância, seu filho tivesse de dormir com os avós todos os dias, por um longo período. Nesse caso, eles deveriam seguir o Método rigorosamente, exatamente como vocês. Se quem põe a criança para dormir todas as noites é a babá, ela também deverá seguir todos os passos explicados.

- **Na creche:** Os cuidadores não fazem distinção entre as crianças. Pelo contrário, seus horários e rotinas são muito organizados. Por isso, as crianças se sentem seguras e dormem placidamente na hora da sesta. A cada momento sabem o que as cuidadoras vão fazer – todos os dias o mesmo, na mesma hora, no mesmo lugar e com os mesmos elementos externos. Assim, na escola não é preciso explicar nada; concentrem-se no que vocês fazem em casa, para que seu filho sinta a mesma segurança e também não tenha problemas para fazer a sesta.

5. FILHOS ADOTIVOS

Os pais de filhos adotivos podem ter algumas dificuldades a mais. Geralmente são crianças com carência de afeto, por isso normas e hábitos deverão ser ensinados com uma dose extra de contato afetivo. Mas isso não significa que não possamos impor regras, exatamente como no caso das outras crianças.

Nossa tendência é superproteger os filhos adotivos, como que para compensar todas as dificuldades pelas quais já passaram. Isso também acontece porque em geral foi um filho muito desejado pelos pais. No entanto, essas circunstâncias não deverão alterar as normas e rotinas de aprendizagem.

Devemos agir do mesmo modo, com horários regulares para as refeições, os momentos afetivos e as rotinas de sono. Apesar de ser tudo novo, a criança aprenderá depressa. Vocês devem agir como se ela tivesse nascido no dia em que chegou à sua casa, independentemente da idade. Lembrem-se de que não há idade certa para aprender bons hábitos. Se vocês estiverem seguros e tranquilos, a criança reagirá bem.

6. CRIANÇAS COM PROBLEMAS NEUROLÓGICOS OU PSIQUIÁTRICOS

Muitas crianças com esse tipo de problemas podem apresentar transtornos de sono. Isso é comum em crianças com síndrome de Down, com retardo mental, paralisia cerebral, autismo e, de modo geral, com alterações psíquicas ou neurológicas de desenvolvimento.

Há dois fatores que explicam esses transtornos. Em primeiro lugar, seu cérebro não segue os mesmos padrões de amadurecimento das outras crianças. O desenvolvimento do controle do sono pode estar alterado.

A maneira como as tratamos também tem influência. É lógico e compreensível que queiramos superprotegê-las. Principalmente no início, é muito difícil aceitar esses filhos, apesar de geralmente termos a sensação de amá-los mais do que aos filhos sem problemas. Mas o certo é que, com paciência, os pais podem lhes ensinar hábitos corretos, embora talvez demore um pouco mais.

Com certeza vocês já viram crianças com algum retardo ou outro problema tomando sopa com colher. Foram os pais e educadores da escola que lhe ensinaram. E elas também são capazes de aprender hábitos higiênicos, como por exemplo escovar os dentes. Pensem que com o sono acontece a mesma coisa. Mesmo achando que elas não nos entendem, devemos ensinar-lhes as rotinas do sono do mesmo modo que às outras crianças. Talvez elas demorem mais para aprender, mas acabaremos conseguindo.

Nesses casos é importante buscar ajuda do pediatra. Há medicamentos que podem ajudar essas crianças. O pediatra, que conhece bem seu filho, poderá dizer se convém que ele tome algum desses remédios, indicar a dose e o período de tratamento. A melatonina é uma dessas substâncias (ver item 4 deste capítulo). Existem outras, mas seu uso deve ser indicado e estritamente controlado pelo médico. O importante é saber que todas essas substâncias deverão ser administradas apenas com indicação e rígido controle do médico.

FATORES QUE INFLUENCIAM A APLICAÇÃO DE UMA METODOLOGIA PARA CONSEGUIR BONS HÁBITOS DE SONO EM CRIANÇAS COM PROBLEMAS NEUROLÓGICOS OU PSIQUIÁTRICOS

- Cuidadores com maior tendência à superproteção da criança (totalmente compreensível pela carga emocional que significa ter um filho ou cuidar de uma criança com esses problemas).
- Dificuldade por parte da criança para compreender as rotinas propostas (muito menos grave do que pode parecer, porque a maioria das crianças aprende hábitos e rotinas básicas, como comer com colher, lavar-se adequadamente, etc.).
- Características especiais de cada patologia:
  - Na criança hiperativa, é importante tratar das rotinas do sono e também daquelas das atividades do dia;
  - Nas crianças com ansiedade severa ou transtorno obsessivo-compulsivo o estabelecimento de hábitos e rotinas pode agravar a situação;
  - Nas crianças autistas o transtorno do sono pode ser consequência de uma fase de sono atrasado. Pode ser necessário um tratamento medicamentoso, sempre com indicação e acompanhamento do pediatra.

3

Se vocês tentaram seguir o Método e não tiveram êxito

Mais do que identificar os possíveis problemas da criança, vocês devem se perguntar com toda a sinceridade se estão preparados para aplicar o Método, embora a resposta nem sempre seja fácil. Analisem se, no fundo, vocês estão achando que deixar seu filho dormir sozinho é inadequado ou até cruel. Os fracassos na aplicação das normas sempre se devem aos pais e cuidadores, nunca às crianças.

Mas, antes de mais nada, não desanimem. Vamos rever as situações que podem oferecer problemas. Por exemplo:

Pode ser que a criança...

- tenha ficado doente e está tomando remédio (ver página 48);
- esteja com algum problema de amadurecimento ou desenvolvimento (ver páginas 65-6);
- tenha temperamento irascível (ver página 18).

Pode ser que os pais e/ou os cuidadores...

- estejam se sentindo inseguros. Isso é muito frequente. Às vezes não é fácil reconhecer que a culpa não é da criança e que na verdade não estamos sendo capazes de levar a cabo rotinas corretas por causa de algum problema emocional, de relacionamento ou social. Há casos de mães ou pais cuja insegurança os torna vulneráveis a dúvidas. Mães e pais inseguros são menos flexíveis, menos tolerantes e se alteram mais facilmente. Tudo isso faz com que tenham mais dificuldade em aplicar o Método. Mais adiante, veremos que essa atitude dos pais se reflete nos filhos;

- sofram de alterações emocionais ou psicopatológicas. Se formos sinceros, essas alterações serão fáceis de reconhecer. As mais comuns são:
  - estresse familiar,
  - depressão da mãe ou do pai,
  - distanciamento patológico da mãe ou do pai com relação ao filho,
  - atitude ambivalente da mãe ou do pai (às vezes não conseguem se afastar do filho, outras vezes parecem lamentar a existência dele).
- geralmente essas situações provocam:
  - mudanças bruscas de atitude,
  - sentimento de culpa,
  - estimulação exagerada do filho,
  - períodos em que o filho é inconscientemente ignorado,
  - dificuldade em manter uma conduta equilibrada,
  - dificuldade em criar hábitos adequados.
- apresentem outras alterações emocionais secundárias:
  - dificuldades de alimentação. É frequente o mau hábito de sono e o mau hábito alimentar estarem ligados. Suas causas podem ser falta de autoconfiança e insegurança;
  - aumento da ansiedade por um problema pontual dos pais ou do restante da família;
  - problemas de casal. É óbvio que toda situação de ansiedade criada por um mau relacionamento entre os pais se reflete sobre a criança.

Todos esses problemas podem provocar falta de confiança no Método e tornarão sua aplicação difícil ou até impossível.

Mas, se formos capazes de reconhecer que o problema está em nós e não na criança, poderemos resolvê-lo.

- Uma vez reconhecido o problema, devemos tentar superar a situação, voltando a ler cuidadosamente as instruções para aplicação do Método e discutindo com o cônjuge as partes teóricas. O membro mais preparado do casal em cada momento é que deve se encarregar da aplicação do Método.
- Se acharmos que não vamos conseguir resolver sozinhos a situação pessoal, será conveniente procurarmos ajuda de um psicólogo ou psiquiatra.

Recapitulando...

- Durante o primeiro ano de vida, as crianças aprendem os hábitos: comer, dormir, etc. São necessidades fisiológicas, mas é preciso aprender a atender a elas de modo adequado. Graças à associação repetida de elementos externos ao ato que estamos ensinando, a criança vai adquirindo segurança.
- Essa segurança depende tanto da associação de elementos externos quanto da atitude de quem está ensinando a aquisição do hábito. A criança sempre capta o que o adulto lhe transmite. Quando muito pequena, ela não entende palavras, mas capta sensações. A criança se traumatiza quando o adulto lhe transmite o trauma. Vamos pensar, por exemplo, nos berços com grades, que podem lembrar gaiolas. No entanto, não há nenhuma criança traumatizada por ter dormido num berço com grades, porque nunca lhe transmitiram a sensação de que isso é negativo – ao contrário, o berço é visto como algo agradável.
- O que acontece se os pais não aplicam o Método corretamente ou se mostram hesitantes? Quando colocamos a sopa

diante da criança pela primeira vez, é comum ela mergulhar as mãos no prato, assim como cospe a primeira vez que lhe damos comida na boca. Não devemos mudar nem hesitar, no dia seguinte temos de fazer a mesma coisa. Se os pais acharem que, já que a criança não comeu direito no primeiro dia, no dia seguinte ela poderá comer sentada no penico, no segundo dia na banheira e no terceiro no sofá, depois de alguns meses continuarão tendo um filho inseguro quanto a seu hábito. Ao repetir o mesmo esquema constantemente, transmitiremos nossa segurança à criança.

▪ Os elementos externos associados ao hábito do sono não podem ser muito diversificados. Suponhamos que seguramos a mão da criança até ela dormir. Ela associará esse elemento externo ao sono. Depois que adormece, saímos do quarto. Mas o que acontecerá se a criança despertar porque seu relógio biológico ainda não está regulado e ela não aprendeu a dormir um sono contínuo? Como ainda não sabe falar, ela chora, reclamando o elemento externo que associou ao sono, e os pais, desorientados, vão variando esse elemento: um dia lhe dão água, no dia seguinte cantam uma canção, no terceiro dançam para ela, no quarto voltam a lhe dar a mão, no quinto levam a criança para dormir na cama deles... Sem querer, vão mudando os elementos externos e lhe transmitem insegurança, confundindo sua aprendizagem.

▪ A criança é um ser inteligente que se comunica com o adulto por meio do que chamamos de "ação-reação". Ela faz certas coisas esperando reações dos adultos e, de acordo com essas reações, insiste ou muda de comportamento. Quando estão em situação de insegurança quanto ao hábito de sono, as crianças se comunicam com os adultos chorando, gritando, vomitando ou até se batendo.

▪ Graças ao bom-senso e às contribuições dos pedagogos, sabemos que as crianças precisam de rotinas. Aliás, pensando bem, os adultos também precisam, pois sempre nos sentimos mais seguros quando sabemos o que vai acontecer. As crianças precisam de rotinas na hora de dormir, e é importante saber separar a hora do jantar do hábito do sono. Quando a criança termina de comer devemos criar um período que chamamos de "hábito de afetividade ou de comunicação". Sentamos a criança no colo ou no sofá e contamos histórias, cantamos para ela, etc. O objetivo não é fazê-la dormir, mas lhe transmitir afeto e amor.

- Para aplicar o Método corretamente devemos estar cientes de que dormir é um hábito e que podemos ensiná-lo a nossos filhos. Esse aprendizado baseia-se em três conceitos: associar o sono a elementos externos adequados e mantê-los para que o hábito se mantenha também (um boneco, chupetas, um móbile); a criança sempre capta o que lhe comunicamos (devemos adotar uma atitude segura e confiante); a criança se comunica por meio do princípio de ação-reação (é preciso entender sua linguagem, que emprega o choro, o grito, o vômito ou o bater em si mesma).
- O Método consiste em seguir determinada rotina baseada numa atitude firme mas afetuosa. Por isso, devemos determinar horários para que a criança se prepare para dormir. Podemos interagir com ela e criar um hábito de afeto e comunicação. Isso não serve para fazer a criança adormecer, mas para reforçar a ideia de que gostamos dela, de que não vamos abandoná-la e não queremos que ela sofra. Depois a colocaremos no berço ou na cama, pronunciaremos um monólogo que dirá, em resumo, "papai e mamãe gostam muito de você, por isso estão ensinando você a dormir bem", sem entabular conversa nem responder a perguntas, e sairemos do quarto. A partir desse momento, aplicaremos uma tabela de tempos que indicará quando devemos voltar ao quarto para acalmar a criança, mas só com nossa presença, sem lhe dar colo nem tocar nela, insistindo no discurso com firmeza e doçura.

■ É claro que poderemos nos ver diante de várias situações que poderão atrapalhar a aplicação do Método: pode ser que a chupeta lhe caia da boca, que os vizinhos reclamem do choro, que a criança vomite, mas para cada inconveniente há uma solução, e em qualquer circunstância será preciso manter a calma e recomeçar o processo, usando o discurso e a tabela de tempos.

■ Há algumas situações que exigem providências especiais para dar continuidade ao Método. Não se preocupem demais. Se a criança dorme no quarto de vocês, criem o espaço dela e mostrem que ela só poderá dormir naquele lugar. Se vocês estão ensinando o caçula e ele dorme no quarto com o irmão mais velho, é bom que o maior participe do processo para entender a razão do choro do caçula. Os irmãos gêmeos ou os de idades diferentes que estão aprendendo ao mesmo tempo certamente têm temperamentos diferentes, que deverão ser levados em conta. Os mais inquietos certamente demorarão mais para aprender a dormir do que os mais tranquilos, mas no fim os dois acabarão aprendendo. As crianças com problemas psíquicos ou neurológicos também necessitam de outros cuidados e terão um ritmo diferente de aprendizagem, mas são perfeitamente capazes de aprender a dormir bem. Finalmente, se vocês forem viajar ou se a criança for dormir fora de casa, expliquem a ela que não há por que mudar a rotina. Além disso, comecem a mudar os horários com antecedência, se for o caso. Se for preciso usar algum medicamento, o pediatra lhes dirá e orientará a sua administração. Não façam nada nesse sentido sem antes consultar o médico.

SEGUNDA PARTE

A PESQUISA CIENTÍFICA QUE FUNDAMENTA O MÉTODO OU COMO CHEGAMOS ATÉ AQUI

4

Não vamos estragar as coisas: adaptação ao ritmo do bebê

Muito interessante! A ciência desvenda como o bebê dorme quando está dentro da barriga da mãe.

Nada melhor do que começar a estabelecer boas rotinas de sono desde o início, ou seja, desde o primeiro dia que o bebê está com vocês. Para isso, precisamos entender que, para ele, dormir não é novidade; a ciência nos mostra que o feto dorme. Assim, a chegada a este novo mundo suporá uma alteração de sua capacidade natural de adormecer. O recém-nascido só necessita estar acordado por pouco tempo e adormece sem nenhum estímulo externo. A mulher grávida não balança nem rebola os quadris para fazer o bebê dormir, não é mesmo? Então por que embalá-lo nos braços para que ele adormeça, alterando seu ritmo natural?

Certo, é um ato de carinho, mas, além disso... um estorvo para a criança e sua maneira de descansar. Para que tanto o bebê quanto os pais se adaptem melhor à nova situação, será útil ler o que se segue.

O SONO DO FETO

A curiosidade dos cientistas para determinar o momento em que o feto dorme pela primeira vez e como se desenvolve um ritmo de descanso deu frutos há apenas poucos anos.

Sabíamos, simplesmente por observar as mães, que os fetos tinham períodos de atividade e períodos de quietude. Supunha-se que quando se mexiam estavam acordados e quando ficavam quietos estavam dormindo.

A primeira dificuldade para saber mais a respeito do sono dos fetos era a falta de indícios que mostrassem claramente se estavam dormindo ou acordados. Hoje, graças às técnicas ecográficas, podemos saber exatamente o que os fetos fazem, já desde os primeiros meses da gestação.

Está demonstrado que, quando acaba de nascer, o bebê tem dois tipos diferentes de sono:

- O primeiro é denominado **sono ativo**, porque o bebê, mesmo adormecido, mexe ligeiramente os braços, as pernas e a boca; seu queixo estremece; ele emite sons e gemidos breves e mexe os olhos. Apesar desses movimentos, sabemos com certeza que está dormindo: é um sono ativo.
- Depois de uns 40 minutos de sono ativo, chega o **sono tranquilo**. O bebê descansa profundamente, sua respiração é regular e ele mal se mexe. Seria o que costumamos chamar "dormir como uma criança".

Estes dois tipos de sono se alternam entre as refeições do dia e da noite.

Partindo dessa ideia, a ciência começou a estudar a conduta dos fetos, tanto quando despertos como quando se supunha que estivessem dormindo. Graças a esses estudos, foram tiradas as seguintes conclusões:

▪ A partir das 12-14 semanas de gestação, ocorrem dois estados de conduta fetal:

1. Um estado de atividade, em que há movimentos de características distintas, supostamente relacionados à vigília ou "estar desperto". Todos os tipos de movimentos do feto aparecem entre 8 e 10 semanas de gestação. Além dos movimentos mais suaves, também existem sobressaltos, sacudidelas, bocejos, soluços e, claro, movimentos típicos como levar a mão ao rosto, sugar o polegar e apalpar os genitais. As pesquisas não detectaram diferenças entre os movimentos dos meninos e os das meninas.

MOVIMENTOS NA GRAVIDEZ			
Semana 11	**Semana 12**	**Semana 14**	**Da semana 18 à 20**
• Os períodos de atividade são predominantes, os de repouso são curtos (de 2 a 13 minutos)	• Sucção do polegar • Mão no rosto • Sucção do cordão umbilical	• Movimentos dos olhos (que depois ajudarão a determinar as fases de sono). São rápidos e anárquicos	• Apalpação dos genitais • Bocejo • Contato rosto-placenta (não se observa antes e desaparece no final da gravidez)

2. Um estado de repouso supostamente relacionado ao sono. À medida que a gravidez avança, esse estado de repouso se divide em dois tipos: os já descritos de sono ativo e de sono tranquilo, que se prolongarão até o primeiro mês de vida.

▪ Entre a 28ª e 32ª semana, diferenciam-se claramente as fases de sono ativo e sono tranquilo. Quando o feto dorme, o sono ativo é predominante (80%). As porcentagens de sono ativo e de sono tranquilo vão se equilibrando até chegar a ser equivalentes (50% cada tipo de sono), no tempo do nascimento. É interessante observar, também, que os períodos de vigília e de sono não coincidem com os da futura mãe.

- Por volta da 23ª semana, observamos certos movimentos oculares que podemos dividir em dois grupos: os lentos e pouco frequentes, possivelmente associados ao sono tranquilo, e os rápidos e frequentes, associados ao sono ativo. Por volta da 27ª semana (6 meses de gravidez) aparecem os bocejos, os períodos de olhos abertos que se alternam com períodos de olhos fechados e um reflexo de sucção relacionado aos olhos abertos. Foram justamente esses movimentos rítmicos dos globos oculares que chamaram a atenção dos cientistas. Eles consideram que esses movimentos podem ser indicativos da diferenciação do sono e assinalam um estádio precoce do sono REM (sono de movimentos oculares rápidos), em torno da 23ª semana de gravidez. Nesse sentido, os dados atuais concluem que a partir da 30ª semana se produz o sono ativo, equivalente ao sono REM do adulto, aquele em que ocorre a maior parte dos sonhos. Nada impede que se diga que, no útero, o feto tem todos os *instrumentos* para sonhar, apesar de que nunca poderemos saber o que os futuros bebês sonham. Também no útero, dormir é muito importante, porque é então que ocorre a proliferação máxima de células nervosas e a produção de certos hormônios.

Hoje sabemos que a carência de sono inibe a produção de novas células na região do cérebro que participa da formação de novas lembranças, o que indica que o sono tem papel importante na aprendizagem e na memória.

Assim...

Os primeiros fenômenos biológicos indicadores dos estados de vigília e de sono aparecem entre a 8ª e a 11ª semana de gestação e se consolidam entre a 23ª e 27ª semana.

Depois de mais de 80 anos de pesquisas, sabemos que o sono é uma atividade fundamental para o ser humano. Até há muito pouco tempo, achava-se que dormir era perder tempo. Pensava-se que, ao dormir, a pessoa simplesmente se desconectava e entrava num período em que nada acontecia. Até menos de um século atrás, os cientistas estudavam os seres humanos apenas enquanto estes estavam despertos.

Com relação às crianças, a pesquisa do sono adquire mais importância ainda. Continuamos investigando detalhes sobre por que a criança dorme como dorme, por que o sono muda ao longo da infância e quais são os efeitos de dormir mal. Atualmente sabemos que dormimos para estar despertos, que o sono é a fábrica de nosso dia e que, durante a noite, nosso cérebro repara tudo o que gastamos no dia anterior e elabora o que gastaremos no dia seguinte. Por essa razão dormimos um número determinado de horas.

Resumo das principais noções sobre o sono da criança:

- Quando a criança nasce, ela dorme muitas horas, mas seu sono não é contínuo, ela dorme por etapas. Ou seja, se imaginarmos uma elipse que represente as 24 horas do dia, o recém-nascido dorme de 2 a 4 horas, acorda, come, trocamos sua fralda e lhe damos afeto. Depois ele volta a dormir, acorda, dorme de novo... Essa repetição de fases de adormecer-acordar chama-se "ritmo sono-vigília" e evolui durante os primeiros 6 meses de vida, conforme esquematizamos nas figuras da página seguinte.
- Esse ritmo de 3-4 horas de sono e vigília (anárquico[1]) vai se transformando em outro tipo de sono, e também as sestas vão se organizando de modo diferente. Aos seis meses, o cérebro

1. Chamamos de "anárquico" o primeiro ritmo de 3 a 4 horas de sono e vigília; chamamos de "circadiano" o ritmo de 24 horas.

O SONO DO RECÉM-NASCIDO
até o primeiro mês

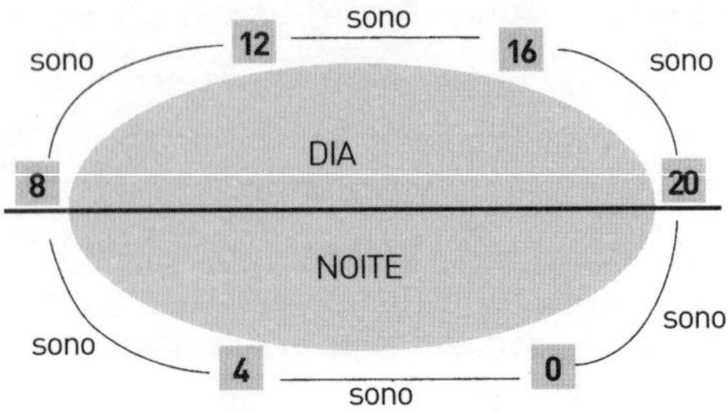

RITMO ANÁRQUICO DE 3-4 HORAS

O SONO DO PRIMEIRO
ao quarto mês

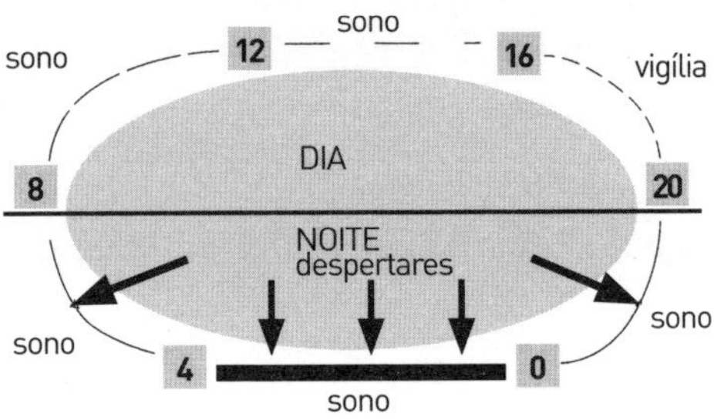

O SONO AOS 6 MESES

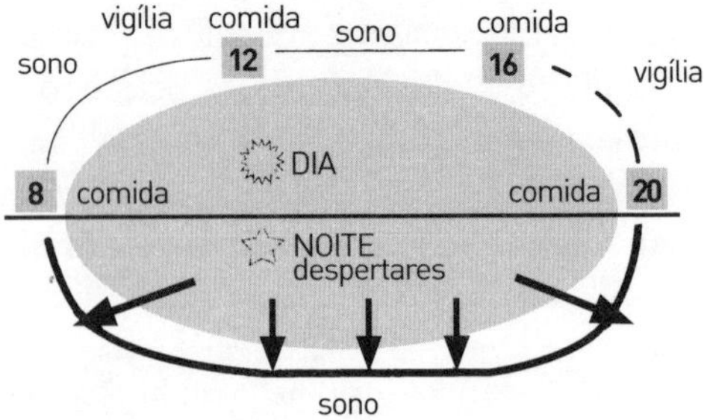

RITMO CIRCADIANO DE 24 HORAS

da criança tem capacidade para dormir, à noite, entre 11 e 12 horas. Mas a criança não dorme de uma tirada, ela acorda entre quatro e seis vezes e, quando aprendeu um bom hábito de sono, volta a dormir espontaneamente. Todos nós, por toda a vida, temos durante o sono breves períodos de despertar, dos quais não nos lembramos no dia seguinte. Simplesmente voltamos a dormir. Isso acontece desde o primeiro dia de vida, mas, quando desavisados, nossa tendência é querermos fazer a criança dormir de novo pegando-a no colo, embalando-a, etc. Essas práticas vão interferir na sua aprendizagem normal do hábito do sono.

▪ Atualmente também sabemos que essa mudança de ritmo não acontece por acaso. Em nosso cérebro há um grupo de células que atuam como um relógio. Quando o bebê nasce, esse relógio não está ajustado ao ritmo correto de 24 horas. Serão necessários 5 ou 6 meses para que ele se adapte. Mesmo assim, como todos os relógios, além de corda ou baterias para funcionar, ele também precisa ser acertado. No nosso caso, chamamos isso, tecnicamente, de sincronizadores, ou seja, informações para que as células possam adaptar-se a essa mudança de ritmo.

▪ Há sincronizadores internos, ou informações que o próprio corpo dá a esse grupo de células, como por exemplo a temperatura. Todos nós sabemos que, quando dormimos, esfriamos ligeiramente e que, quando acordamos, voltamos a esquentar. A temperatura também obedece a um ciclo de 24 horas (mais baixa à noite, mais alta durante o dia), mas, quando nascemos, esse ciclo também é anárquico. Os recém-nascidos têm temperatura mais ou menos constante durante as 24 horas do dia e, enquanto não recebe nenhuma informação diferente, o cérebro não introduz nenhuma mudança.

▪ Também fabricamos outras substâncias químicas internas, como por exemplo o hormônio melatonina. Nós a segregamos quando não há luz, e o relógio do cérebro recebe a informação de que é hora de dormir. Ao clarear o dia, esse hormônio desaparece do sangue e surge outro hormônio que nos diz que é hora de acordar.

▪ A essa informação interna para nosso relógio biológico acrescentam-se outras, externas, como a luz, o ruído, o silêncio e, sobretudo, as rotinas e hábitos do sono, que são criados pelas normas que os pais ensinam aos filhos, para que o relógio funcione e possa realizar as mudanças corretamente. Deve ficar claro que há fatores sobre os quais não podemos influir – por exemplo, não podemos alterar a temperatura nem produzir melatonina; não podemos alterar o caminho do sol, fazendo anoitecer ou amanhecer. Mas podemos influir sobre os hábitos e as rotinas do sono.

O RELÓGIO BIOLÓGICO

Há elementos internos e externos que são responsáveis pela adaptação ao ritmo de 24 horas de sono-vigília. Dois dos elementos externos mais decisivos são a luminosidade e o contato social.

No entanto há outros ritmos de 24 horas que funcionam sincronizados com o ciclo sono-vigília:

- Um deles é o ritmo da temperatura, com uma oscilação diária de cerca de um grau entre o mínimo, que costuma ocorrer por volta das 4 da madrugada, e o máximo, que ocorre por volta das 6 da tarde.
- Outro ritmo que merece destaque é o da secreção de melatonina. Os especialistas concordam que ela regula os ritmos internos e que seus níveis são altos durante a noite.

▪ Por volta das 5-6 semanas de idade, o sono começa a se concentrar nas horas noturnas e a vigília aumenta durante o dia. O modelo diurno de sono e vigília se estabelece claramente quando o bebê completa doze semanas, e o sono diurno se consolida com períodos de sesta bem definidos. Os recém-nascidos, diferentemente dos adultos, em geral começam seu descanso com sono ativo e cada um de seus estados de sono dura mais ou menos o mesmo tempo: episódios de sono ativo e tranquilo alternam-se em períodos de aproximadamente 50 a 60 minutos. Durante as primeiras semanas de vida, ocorre uma diminuição rápida dos períodos de sono ativo durante o dia e um aumento do período de sono ativo durante a noite.

- Em 70% dos bebês, o relógio biológico amadurece de maneira correta. Eles passam sem dificuldade a dormir de 10 a 12 horas durante a noite e a fazer suas sestas durante o dia. No entanto, há 30% de crianças cujo relógio precisa de mais corda. Trata-se de crianças completamente normais, sem nenhum problema físico nem psicológico; também não são crianças mimadas, e os pais não têm nenhuma culpa da situação. Acontece que seu relógio biológico precisa de informações suplementares para se ajustar e desenvolver essa mudança. As mudanças essenciais ocorrem no segundo ou terceiro mês de vida e dependem da capacidade que a criança tem de construir seu próprio contexto de vigília. É um momento muito importante e coincide com as maiores alterações de vários aspectos neuronais e sensoriais das crianças, que lhes permitem começar as verdadeiras interações sociais com seus cuidadores.

Se nós, cuidadores, alteramos continuamente esse ciclo de sono-vigília que a criança desenvolve naturalmente, também podemos interromper o desenvolvimento de outros ciclos. Além de conhecer o desenvolvimento do mecanismo regulador do ciclo sono-vigília, devemos aprender a respeitar e a orientar os ritmos para ajudar o bebê a dormir bem. No passado, não se conhecia essa realidade e os pais eram obrigados a conviver com crianças que despertavam cinco, seis ou dez vezes por noite. Não conseguiam dormir mais de 2 ou 3 horas seguidas e, no dia seguinte, sofriam as consequências, já que, como dissemos, nós dormimos para ficar despertos.

As crianças que não dormem bem ficam mais irritáveis durante o dia, tornam-se mais dependentes das pessoas que cuidam delas e, se os problemas persistirem, ao crescer apresentarão problemas escolares e até de desenvolvimento. Ocorre que, quando dormimos, na fase mais profunda do sono se produz o hormônio do crescimento. Ao interromperem o descanso, essas crianças nunca chegam a um sono profundo e reparador; nos casos mais graves, podem surgir, então, problemas de crescimento.

CONSEQUÊNCIAS DA INSÔNIA CAUSADA POR HÁBITOS INCORRETOS DA CRIANÇA

- Dificuldades de aprendizagem.
- Consolidação deficiente da memória.
- Alteração das habilidades de planejar e tomar decisões.
- Maior irritabilidade e dependência dos cuidadores.
- Modulação deficiente do afeto.
- Transtorno dos hábitos alimentares.
- Dores de cabeça, enxaquecas e dores intestinais.
- Atraso do crescimento (casos graves).
- Alterações de conduta:
  - agressividade,
  - hiperatividade,
  - falta de controle dos impulsos.

Com todas essas informações, estaremos cientes de que seguimos um padrão para dormir e acordar ou, o que dá na mesma, de que todos nós, seres vivos, somos regidos por um ciclo determinado de sono-vigília, o qual evolui ao longo da vida. Quando nascemos e durante alguns meses, somos "dormentes" absolutos, pois precisamos regular nosso ciclo prévio (no ventre da mãe) e adaptá-lo ao mundo exterior. É um trabalho árduo pois, além de aprender a dormir de acordo com os estímulos externos, teremos também de nos acostumar a comer, a nos comunicar e a uma série de outras novidades, algumas divertidas e outras nem tanto. Acontece que, se os pais conhecerem melhor o funcionamento do ciclo sono-vigília, evitarão erros que poderão provocar na criança uma ruptura brusca desse ajuste biológico natural.

O SONO DO RECÉM-NASCIDO OU COMO AJUDAR NOSSO BEBÊ NA MUDANÇA DE SEU RITMO BIOLÓGICO

Quando o bebê nasce, percebemos que existe um ritmo estabelecido de sono-vigília. A criança acorda a cada 3 ou 4 horas, mais ou menos, e necessita alimentar-se. Mas também é preciso trocar-lhe as fraldas e conversar com ela. Essa troca de afeto é muito importante quando o bebê está acordado.

O recém-nascido segue um esquema de sono muito semelhante ao do feto. Inicia o sono com o que chamamos de sono ativo. Mexe os olhos, faz muxoxo com o queixo, respira irregularmente, emite gemidos e faz pequenos movimentos com as extremidades. Não devemos interromper sob nenhum pretexto esse tipo de sono, mesmo que a criança pareça inquieta. É absolutamente normal.

Se a mãe ou quem estiver cuidando do bebê não souber disso, é provável que o acaricie, que o pegue no colo ou o embale. Isso será muito prejudicial e só terá como resultado interromper seu sono normal. Depois de 30 ou 40 minutos de sono ativo, o bebê entra na fase de sono mais profundo, que chamamos de sono tranquilo. Ele fica relaxado, não emite gemidos nem se mexe, sua respiração se torna suave, regular e profunda. Essa fase do sono também dura 30 a 40 minutos.

Até quase 2 meses de vida, o bebê dorme em fases de 3-4 horas.

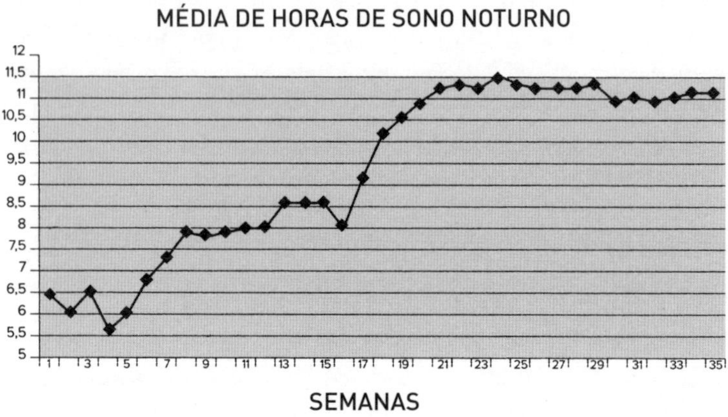

Para facilitar essa mudança de ritmo do bebê, e como o sono e a alimentação são as duas ocupações principais da criança nos primeiros meses, vamos nos concentrar nas recomendações que se seguem.

Recomendações para combinar a amamentação com o sono

É muito importante seguir rotinas claras para estabelecer horários de sono e alimentação. De fato, esse é o verdadeiro ponto de partida do Método Estivill desde o primeiro dia de vida. Se estivermos conscientes destas regras de ouro, estaremos prevenindo problemas para dormir e depois não teremos de aplicar outras normas para **reeducar** o hábito. Se os pais aplicarem essas regras corretamente desde o início, mais tarde não será preciso recorrer a nenhum plano de reajuste do bom hábito e a criança não terá problemas de insônia.

NÃO AOS ALARMES!

Ah, a babá eletrônica ou alarme infantil... Esse aparelho não serve para nada, a não ser que queiramos vigiar os pais. Em outros tempos isso não existia, mas agora a colocamos no berço da criança e temos que andar com o terminal por toda a casa, até quando vamos ao banheiro. O objetivo dessa ideia tecnológica é controlar todos os ruídos que a criança faz. Isso não tem utilidade nenhuma. Nosso filho geme, se mexe, choraminga e mastiga enquanto dorme, e tudo isso produz sons. Se os pais estão o tempo todo ligados nesses barulhinhos, podem interpretá-los erroneamente.

Devemos saber que todas essas ações são normais nas crianças e que não é preciso fazer nada para evitá-las. Quando acontecer algo importante com o bebê, ele certamente vai avisar e seu choro será tão forte que vamos ouvir do outro extremo da casa.

Portanto, livrem-se de seus aparelhos de alarme. Eles só aumentarão sua ansiedade e não ajudarão seu filho. Nossos pais não os tinham e nós, seus filhos, estamos aqui para contar.

5

Regras de ouro do Método Estivill aplicáveis desde o primeiro dia de vida

REGRA Nº 1

Recomendamos que a mãe alimente o bebê sempre que puder, no mesmo lugar, com luz, música ambiente suave e temperatura agradável. O bebê deve permanecer acordado durante todo o tempo da mamada. Isso é difícil, pois ele tende a adormecer enquanto mama. A mãe deve falar com ele, acariciá-lo suavemente e estimulá-lo para que se mantenha em vigília.

Importante lembrar: fazemos isso pelo bem da criança. O fato de ela dormir enquanto mama não favorece em nada uma boa alimentação nem a aprendizagem posterior do hábito do sono. Embora para a mãe possa parecer um gesto muito amoroso, alimentar o filho e deixar que ele durma não é positivo para ele. Não sejamos egoístas, vamos pensar nele e não em nós.

Manter o bebê acordado fará com que ele coma mais e comece a associar a alimentação ao estado de vigília. Devemos sempre ter em mente que o bebê capta todas as sensações que os adultos lhe transmitem. Se os pais são tranquilos e falam com ele suavemente, o bebê certamente responde da mesma maneira. Ao contrário, se os pais forem inseguros, inquietos ou mudarem as rotinas constantemente, o bebê se tornará inseguro e inquieto. A mãe deve seguir as normas da amamentação a cada demanda do bebê, ou da mamadeira conforme o desejo dele, mas, é claro, desde que isso não contrarie as recomendações do pediatra.

REGRA Nº 2

Depois de cada mamada, a mãe deve ficar com o bebê no colo, acordado, durante uns 15 minutos. Isso favorece a expulsão de gases e ajuda a evitar cólicas assim como a iniciar a digestão. A mãe estimulará a criança com carícias e falará com ela constantemente. O melhor será segurá-la meio em pé, de frente para a mãe, de modo que possa ver seu rosto.

MUITO IMPORTANTE: Não é preciso dar tapinha nas costas do bebê para que ele arrote. O ar acumulado será eliminado por si só, se o bebê estiver meio erguido. Basta ter um pouco de paciência e esperar alguns minutos. Na maioria dos casos os tapinhas são totalmente desnecessários. Levem em conta que o bebê tem cerca de 50 centímetros e pesa entre 3 e 4 quilos. Vocês têm uma altura três ou quatro vezes maior e pesam quinze vezes mais. Pensem na intensidade dos tapinhas que lhe dão nas costas, embora com a melhor das intenções. É como se vocês estivessem nos braços de um gigante de 6 metros de altura recebendo tapas nas costas durante alguns segundos, com muito carinho. Certamente o efeito será muito mais violento do que arrotar...

Durante esse período de trocas e cuidado, o contato físico e intelectual com a criança é essencial para seu desenvolvimento afetivo. Ela reconhecerá a voz dos pais, a maneira como a seguram e, principalmente, captará os estímulos afetivos. O mais importante é que o pai também tenha esses momentos. Não cabe apenas à mulher transmitir afeto ao filho.

E nunca é demais insistir: é fundamental que o bebê não adormeça nessa posição, meio em pé.

REGRA Nº 3

Em seguida, é hora de desenvolver os hábitos higiênicos. Enquanto o pai ou a mãe trocam a fralda do bebê, é importante falar com ele, sorrir e acariciá-lo. Um pouco de massagem pode ser muito adequado... mas sempre mantendo-o acordado. Isso é essencial.

REGRA Nº 4

Depois de trocar a fralda, vocês devem colocar o bebê no berço, sempre acordado, para que ele aprenda a dormir sozinho. A chupeta e um brinquedo de pelúcia podem ser utilizados como elementos associados ao sono. Se a chupeta cair, ajudem a colocá-la sempre que necessário.

Nunca o façam dormir no colo nem o embalem no berço. Não é preciso balançá-lo nem fazer nada para que ele adormeça. A mãe deve lembrar que na barriga dela o bebê dormia sozinho. Não era preciso cantar nem mexer a barriga de um lado para o outro para embalá-lo. Tudo o que seu filho necessita para se sentir querido deve ser feito antes, enquanto ele está acordado. Assim, durante a aplicação das regras 1, 2 e 3, falem com ele, façam-lhe carinho, cantem e mexam com ele. Depois que ele estiver no berço, deixem-no em paz.

Além disso, o quarto deve estar completamente escuro e em silêncio. Essas condições devem ser sempre as mesmas, tanto para o sono noturno como para as sestas.

Essas normas devem ser seguidas nas mamadas diurnas e também nas noturnas. À noite, a mãe deverá amamentar a criança na cama do casal e depois mantê-la acordada para que ela expulse os gases e para lhe trocar a fralda, se necessário. Depois deverá colocá-la na cama, enquanto ainda estiver acordada. Após a mamada, o período em que o bebê permanece acordado poderá ser reduzido, pois essas mamadas noturnas tendem a desaparecer e a criança passará a dormir mais horas seguidas.

REGRA DE OURO PARA A MÃE

Convém que a mãe siga os mesmos horários de sono do bebê. Isso ajudará a prevenir a depressão pós-parto. Já está demonstrado que um dos fatores que causam essa depressão é a falta de sono da mãe enquanto está amamentando. É comum os parentes, vizinhos e amigos quererem ver o recém-nascido, e com isso a mãe, exaurida pelas poucas horas de sono, tem que atender às visitas. Com mais essa tarefa, a coitada da mãe também não consegue descansar quando finalmente o bebê dorme por algumas horas. É preciso ter firmeza. A mãe e o pai devem fazer que as visitas entendam que ela precisa dormir, assim como a criança, e por isso não pode estar disponível a qualquer hora do dia. Esses pequenos detalhes poderão amenizar os problemas do pós-parto.

Geralmente esse é um período em que a mãe se sente mal porque acabou de dar à luz, que é algo fisicamente desgastante, está com baixa autoestima porque se sente feia e não está em boa forma física, está cansada porque não consegue dormir e, além de tudo, muitas vezes recebe pouca atenção do marido. Portanto, é natural que ela se sinta deprimida. Uma maneira de ajudá-la é contribuir para que ela consiga dormir durante os períodos de sono do bebê.

A IMPORTÂNCIA DO REFLEXO DE SUCÇÃO

Uma informação importante que os pais devem ter é sobre o reflexo de sucção. Ao nascer, os bebês apresentam reflexos arcaicos. Os mais importantes são o reflexo de sucção e o reflexo do abraço. Este último consiste num movimento típico que a criança faz quando ouve um ruído ou quando se mexe nela. Ela levanta os bracinhos, simulando um abraço. É uma reação completamente normal. Para observá-la, os cuidadores poderão fazer a experiência de bater palmas perto do bebê.

O mais importante, no entanto, é conhecer melhor o reflexo de sucção. Todo bebê tende a sugar o que aproximamos de sua boca. Esse reflexo ajuda-o a se alimentar, é claro, mas é importante saber que ele o apresenta em qualquer circunstância, não só quando está com fome. Os pais podem observar isso colocando o dedo perto da boca do bebê. Ele vai buscar o dedo e chupá-lo suavemente, mesmo que tenha acabado de mamar.

Acontece que, quando o bebê leva a mão à boca e começa a sugá-la, muita gente acha que ele está com fome. Mas não é assim. O bebê está apenas ativando seu reflexo de sucção. Se interpretarmos isso como sinal de fome, poderemos dar de comer à criança em momentos inadequados ou com demasiada frequência, favorecendo a aquisição de maus hábitos.

Recapitulando...

- O surgimento dos estados de sono é um dos aspectos mais importantes do desenvolvimento. A descrição da conduta dos fetos e dos recém-nascidos assim como os estudos sobre a organização do sono demonstraram que tanto os fetos como os recém-nascidos manifestam espontaneamente um modelo diferenciado e cíclico de sono ativo e de sono tranquilo. Eles dormem a maior parte do dia, e o estado de sono ativo é o que prevalece durante os primeiros meses depois do nascimento do bebê.

▪ Os estudos sobre o amadurecimento do corpo indicam que certas atitudes dos pais e de outros educadores e as condições ambientais podem prejudicar o estabelecimento dos ritmos básicos. Certas alterações de situações ambientais e familiares podem contribuir para perturbar tanto o sono como a alimentação. Os cientistas insistem que convém os cuidadores conhecerem desde o início os mecanismos reguladores dos estados de sono-vigília e também aprenderem a aplicar determinadas rotinas para estimular adequadamente o desenvolvimento da criança.

▪ Devemos ajudar o bebê a adaptar-se ao ritmo sono-vigília sem embalá-lo nem interromper seu sono ativo e procurando estabelecer horários regulares de refeições, tanto de dia como à noite.

▪ Durante a mamada, a expulsão de gases e a troca da fralda devemos manter o bebê acordado e aproveitar para interagir com ele, conversando e proporcionando trocas de afeto. Podemos seguir regras muito simples para lhe ensinar desde o primeiro dia hábitos de dormir e comer. Uma boa aprendizagem desde o nascimento pode evitar que mais tarde tenhamos que reeducar os hábitos da criança.

▪ O sono é muito mais do que simplesmente não estar desperto. Os estados de sono e vigília são bem definidos, com base em variáveis do comportamento e psicológicas dentro de um período de 24 horas. A sincronização entre sono e vigília é regulada por um relógio biológico.

▪ O lactante começa a apresentar períodos de sono noturno mais longos, de modo que progressivamente, e até os 6 meses, a criança já é capaz de dormir entre 10 e 12 horas seguidas. A mudança do ritmo de feto é possível graças a sincronizadores que o regulam segundo um ciclo de aproximadamente 24 horas. Esses sincronizadores são de dois tipos: externos, como a luz e as rotinas, e internos, como a melatonina e temperatura corporal. Hoje está comprovado que os sincronizadores externos podem produzir mudanças no ritmo sono-vigília da criança, e é nisso que se baseia o Método Estivill. Por outro lado, os marcadores internos, especialmente os efeitos da melatonina, são pouco modificáveis.

- Atualmente, cerca de 30% da população infantil apresenta alterações do sono causadas por uma sincronização deficiente do ritmo sono-vigília.

TERCEIRA PARTE

ALTERAÇÕES DO SONO: O QUE SÃO E COMO TRATÁ-LAS

6

Alterações do sono mais frequentes: sonambulismo, medos, terrores noturnos, pesadelos, falar nos sonhos, ranger de dentes, movimentos involuntários

Chamamos de parassonias todos os fenômenos que ocorrem durante o sono, e que às vezes se passam num estado que é uma mescla de sono e vigília parcial. Entre eles, podemos citar o sonambulismo, os medos, os terrores noturnos e os pesadelos.

Uma parassonia nem sempre provoca interrupção do sono, mas o altera e impede o bom descanso. Por mais que os pais saibam que esse tipo de fenômeno geralmente não tem gravidade quando ocorre na infância, ele acaba perturbando a vida familiar.

AS PARASSONIAS MAIS FREQUENTES

SONAMBULISMO

Em geral é observado a partir dos 3 ou 4 anos de idade, e em alguns casos muito raros pode durar até a idade adulta. É lógico que esses episódios noturnos interrompem o sono normal da criança, que no dia seguinte pode apresentar sintomas de um descanso precário. Há muitos mitos sobre o sonambulismo, mas o certo é que se trata de uma alteração benigna, quando é ocasional, sem consequências graves se algumas precauções forem tomadas.

Essa parassonia consiste em repetir automaticamente durante a noite, em estado de sono, uma conduta aprendida durante o dia. Nesse sentido, as ações do sonâmbulo sempre implicam algum movimento.

O movimento pode ser dos mais simples, como sentar-se na cama, ou pode complicar-se a ponto de se transformar em verdadeiros passeios pela casa, idas e vindas ao banheiro ou à geladeira. O que acontece é que, adormecida e em estado de inconsciência, a criança se comporta de maneira irracional e incongruente. É possível que ela urine no cesto de lixo do banheiro, que coma manteiga com a colher ou faça outras coisas estranhas. De todo modo, vocês não devem temer que ela cometa algum ato perigoso, ou pelo menos o desejo dela nunca será esse. O que pode acontecer é que ela confunda a janela com uma porta ou tropece por estar caminhando no escuro e, sobretudo, sem consciência do que está fazendo. Por isso, recomendamos que sejam tomadas algumas precauções, pequenas medidas de segurança, para evitar sobressaltos desnecessários: fechem bem as janelas, coloquem uma grade na porta se a criança dorme no andar superior da casa, evitem deixar ao seu alcance objetos que possam apresentar perigo, etc.

Se os episódios de sonambulismo passarem a se repetir com frequência, será conveniente consultar o pediatra. Desde há pouco tempo, sabemos que as crianças que roncam e têm apneias tendem a apresentar mais episódios de sonambulismo, provocados pelo breve despertar que se segue às apneias. Ao solucionar o problema do ronco e da apneia também resolveremos o problema do sonambulismo.

Não adianta perguntar à criança, no dia seguinte, o que aconteceu, pois ela não se lembrará de nada. Sabe-se muito pouco sobre o sonambulismo, apenas que ele se produz durante as 3 ou 4 primeiras horas de sono e que é mais provável seu surgimento em crianças que têm antecedentes familiares do problema.

No entanto, não se sabe qual a sua causa e ainda não há remédio para curá-lo. Foi constatado no entanto que, quando a sesta do meio do dia é retirada muito precocemente, aumenta a frequência dos episódios de sonambulismo e de terrores noturnos.

O que fazer diante de um episódio de sonambulismo?

O melhor é levar a criança de volta para a cama, sem a despertar. Para isso, diremos em tom baixo e suave frases do tipo "vamos voltar para a cama" ou "venha comigo". Mas não devemos fazer perguntas nem entabular conversas. A criança precisa voltar para a cama e continuar dormindo. Mas, se ela acordar, não há por que se alarmar, sua vida não estará correndo nenhum perigo (há muitas lendas a respeito disso, mas todas elas são falsas). No entanto, certamente a criança poderá sentir-se confusa ao se ver, de repente, num lugar estranho, fazendo alguma coisa que está fora dos seus hábitos, sem se lembrar do que aconteceu.

Medos

Há três tipos de medos que devemos saber reconhecer e diferenciar:

1. Medo como sintoma de um mau hábito de sono.
2. Medo como sintoma que acompanha um terror noturno.
3. Medo como sintoma que acompanha um pesadelo.

Medo como sintoma de um mau hábito de sono

Quando uma criança chora ou grita, desconsolada, dizendo que está com medo, seus pais se preocupam muito. É compreensível. A imagem de uma criança apavorada comove qualquer pessoa, porque todos nós sabemos que a sensação de medo é uma das piores que existem. É paralisante em muitos sentidos e causa muito sofrimento. No entanto, por mais alarmante que seja seu filho despertar no meio da noite dizendo que está com medo, vocês não precisam se preocupar. A possibilidade de que seu medo seja patológico e exija tratamento psiquiátrico é mínima. Mas, é claro, ela sempre existe, e a melhor pessoa para ajudá-los a descartá-la é o pediatra.

Para entender melhor essa questão, vamos analisar o que acontece quando uma criança diz que está com medo. Os pais sempre mostram uma paciência admirável quando se trata de tranquilizar os filhos quando eles começam a falar em monstros e vampiros que estão escondidos no quarto. Há crianças que nem precisam explicar para os pais por que estão assustadas. Só de ouvi-las dizer algo tão abstrato como "estou com medo, com muito medo", os pais correm para consolá-las, aconchegá-las, beijá-las, e dizer: "Não foi nada, querido, está tudo bem." Assim, sem querer estão reforçando um comportamento incorreto (ver pp. 47 ss.)

Por isso, na imensa maioria dos casos de crianças que sofrem de despertar noturno, o medo é apenas um pretexto praticamente infalível para conseguir que os pais corram para seu lado e as ajudem a dormir. Prova disso é que essas crianças só se queixam à noite. Durante o dia não têm medo de nada e se mostram tão travessas, agitadas e valentes quanto qualquer outra criança da sua idade. Este é o aspecto mais importante para nos ajudar a distinguir o medo patológico (que se manifesta o dia todo e em todas as situações) do medo como conduta inadequada (só à noite e antes ou ao longo do sono).

Nesse sentido, um "estou com medo" equivale a "quero fazer xixi" ou "estou com fome". É simplesmente uma ação com a qual a criança tenta provocar a reação dos pais, de modo que vocês não devem preocupar-se nem dar muita importância ao caso.

Pelo contrário, vocês devem ignorar essa conduta. Não iniciem um diálogo com seu filho tentando convencê-lo a não ter medo. É preferível responder com frases que não tenham relação com sua queixa ou pergunta. Quando a criança diz que está com medo de ir para a cama, vocês poderão responder, por exemplo: "Que bom que você vai dormir agora, porque assim amanhã vai estar descansado e terá muita energia para ir ao parque e mostrar como você sabe subir no trepa-trepa, no escorregador..." Trata-se de reforçar a ideia de que a criança é valente em vez de dizer que ela não é covarde ou que não há razão para ter medo.

Não queremos dizer com isso que a criança às vezes não possa sentir medo de verdade ou que ela esteja mentindo deliberadamente. Seja como for, seu medo provém da insegurança causada por não dominar o hábito de dormir. No fundo, é o mesmo que acontece com alguém que não está acostumado a andar de bicicleta e durante vinte dias seguidos desce uma ladeira pedalando, sem saber como frear. Depois de cair dez vezes, uma atrás da outra, dá para entender que ela comece a tremer sempre que chegar ao alto da ladeira e se preparar para descer.

No entanto, pode acontecer que a criança sinta algum tipo de receio ou apreensão reais em certa fase da vida, sem que isso signifique que se trata de um medo patológico. Às vezes esses medos são transitórios e acabam se dissipando se soubermos lidar com eles adequadamente. Um dos medos mais comuns é o de ir sozinha a determinada parte da casa. A criança diz, por exemplo, que tem medo de ir até a curva do corredor ou que o corredor é muito comprido e escuro. Talvez o problema seja o quarto de despejo vizinho ao dormitório ou o andar superior da casa. Nesses casos, o certo é, mais uma vez, minimizar esse medo e reforçar a ideia de que a criança é muito valente em todos os outros aspectos da vida. Lembrem-se: respondam sempre com frases que não tenham relação com o medo que ela está expressando (passar por cima das condutas inadequadas).

Para ajudar seu filho a superar um medo real vocês também podem tentar fazer com ele pequenas aproximações do lugar que o assusta, com a desculpa de que vocês vão buscar alguma coisa juntos (mas sem dizer que estão lidando com seu medo). Lá, poderão fazer algum comentário sobre algo bonito ou agradável daquele canto, algo de que ele possa gostar ou que possa lhe interessar. Assim, seu filho talvez deixe de ter tanto medo e, no dia seguinte, vocês poderão pedir que ele vá buscar a mesma coisa sozinho. Mas, se ele resitir muito, não o forcem. Nunca digam: "Você vai, sim, porque estou mandando, e pronto." Pelo contrário, ofereçam-se para lhe fazer companhia de novo, mas avisando que no dia seguinte ele irá sozinho.

TIPOS DE MEDO

- Medo como desculpa ou condição
  - A criança provoca a reação dos adultos.
  - Quando é real, deve-se à insegurança que ela sente quanto ao hábito de dormir.
  - Manifesta-se apenas algumas noites. Durante o dia a criança nunca se mostra com medo nem especialmente angustiada.
- Medos e apreensões de caráter transitório
  - Temores repentinos de um aposento ou de partes específicas da casa.
  - Desaparecem facilmente com o reforço das condutas "valentes" da criança.
- Medo patológico
  - Pouco frequente. É diurno e noturno. Precisa de tratamento médico ou psiquiátrico.

Ao enfrentar o medo dos filhos, muitos pais lembram que também eram muito medrosos durante a infância e por isso justificam e se solidarizam com os temores de seus rebentos. Mas provavelmente isso acontece porque muitos desses pais continuam padecendo seus medos e têm um caráter apreensivo. Por isso, diante do menor contratempo deixam escapar um "ai!" ou um "cuidado!", mas com tantas advertências e sobressaltos transmitem seus medos à criança, que capta todas as atitudes dos adultos. Na verdade, não é que a criança sofra de algum "medo hereditário". Simplesmente, com tantos sustos, ela acaba achando que o mundo é um lugar cheio de desgraças e perigos.

Um exemplo da relação entre os temores dos pais e dos filhos é o medo do escuro. Às vezes, as crianças dizem que têm pavor de apagar a luz, e depois ficamos sabendo que os pais sempre dormem com a luz de cabeceira acesa. Eles alegam que a acendem para ler um pouco na cama e depois adormecem antes de apagá-la.

Por outro lado, atualmente quase nenhuma casa fica totalmente escura. Através das janelas e sacadas infiltra-se um pouco da luz exterior – vitrines de lojas, painéis luminosos, iluminação de rua. Também os aparelhos eletrônicos que mantêm suas luzinhas sempre acesas iluminam fracamente os quartos e servem como ponto de referência para a criança caso ela acorde de repente.

Terrores noturnos

A partir dos 2-3 anos, algumas crianças, depois de dormir 1 ou 2 horas, de repente começam a gritar desesperadamente. Os pais entram no quarto e encontram o filho trêmulo, gritando como se alguma coisa muito grave estivesse acontecendo.

Esses episódios chamam-se terrores noturnos e têm as seguintes características:

- São mais habituais em crianças com menos de 5 anos. Depois dessa idade, são pouco frequentes.
- Ocorrem na primeira metade da noite (durante uma fase de sono muito profundo) e no dia seguinte não são lembrados.
- Duram entre 2 e 10 minutos, em que a criança acorda repentinamente e começa a gritar desesperada, como se estivesse passando por um sofrimento insuportável.
- Além disso, a criança fica pálida, sua frio e não é capaz de entender o que está acontecendo à sua volta, porque não tem noção da realidade.
- É possível que a criança nem reconheça os pais. Na verdade, ela está profundamente adormecida e não tem consciência do que está acontecendo, e na verdade não está acontecendo nada.
- Costumam ser esporádicos, podem aparecer por temporadas e também desaparecer espontaneamente.
- Convém não despertar a criança durante o episódio, mesmo porque ela estará profundamente adormecida e será difícil acordá-la. Além do mais, ela não se lembraria de nada e poderia ter uma sensação ruim, de mistério e culpa, que só pioraria as coisas.
- O melhor que vocês têm a fazer nesses casos é permanecer junto do seu filho, sem tocá-lo nem falar com ele. Só fiquem cuidando para que ele não caia da cama.
- Se esses episódios se tornarem muito frequentes, ocorrendo mais de três vezes por semana, ou várias vezes na mesma noite, conversem com o pediatra.

IMPORTANTE: Se quando vocês entrarem no quarto seu filho parar de gritar, significará que está acordado e os reconheceu. Nesse caso, decerto não se trata de terrores noturnos, mas de uma estratégia para atrair sua atenção (portanto, uma conduta inadequada). Então vocês não devem dar atenção a esse comportamento mas continuar aplicando as instruções para ensiná-lo a dormir.

Pesadelos

Outra ocorrência bastante frequente é a criança se manifestar ao amanhecer, geralmente por causa de alguma coisa ruim que ela está sonhando. Ou seja, está tendo um pesadelo. Às vezes ela só grita, mas não desperta. Outras vezes acorda, chama os pais e diz que está com medo. Os pesadelos têm as seguintes características:

- Ocorrem na segunda parte da noite (perto do amanhecer).
- Geram ansiedade e angústia, o que faz a criança acordar gritando e com medo.
- A criança é capaz de explicar o que sonhou. Nesse caso, os pais, sabendo a origem do medo (um lobo, um monstro, um colega de classe) podem acalmá-la com argumentos ("veja, aqui não há monstro nenhum").
- Geralmente têm relação com alguma coisa que angustiou a criança (um programa de televisão ou algum fato vinculado à escola ou ao seu cotidiano). Por isso, em geral duram apenas algumas semanas, até que o fato seja esquecido.
- Quando seu filho apresentar pesadelos, o melhor será tentar tranquilizá-lo e lhe dar segurança (mas não o levem para a cama de vocês). Expliquem que ele teve um sonho, que isso é muito normal, que todos nós sonhamos, e que na verdade não está acontecendo nada de ruim à sua volta. Falem tranquilamente com ele, pois está acordado – ao contrário do que acontece com os terrores

noturnos. Ao perceber que ele está tranquilo, voltem a deitá-lo.

- Já sabemos que as crianças são muito espertas e aprendem depressa. Seu filho logo vai descobrir que vocês virão acudi-lo quando ele tiver um pesadelo. Às vezes, depois que vocês passarem algum tempo no quarto e saírem quando tudo estiver tranquilo, ele poderá voltar a chamá-los, dizendo que teve outro sonho ruim. Fiquem atentos, talvez ele apenas esteja aplicando o que aprendeu, ou seja, que os pais o atenderão se disser que teve um pesadelo. Nesse caso, apliquem o Método como se fosse um despertar noturno comum.

Sonilóquio (falar em sonhos)

Trata-se de uma situação muito frequente, cujas principais características são:

- A pessoa adormecida pronuncia palavras desconexas, grita, chora, dá gargalhadas ou diz frases desestruturadas.
- O que acontece sempre está relacionado com o sonho. Por isso são episódios muito mais frequentes na segunda metade da noite e sobretudo pouco antes do despertar.
- São ocorrências absolutamente benignas, que podem até se prolongar pela idade adulta.
- Costumam ser mais frequentes em estados febris e, também, quando a criança começa a ir à creche ou à escola.

Quando esses episódios ocorrem, não é preciso atender à criança, pois ela está dormindo. Embora benignas, são situações incômodas, pois podem chegar a despertar os irmãos ou outras pessoas que durmam no mesmo quarto ou perto da criança.

Bruxismo (ranger de dentes)

Também é um fenômeno comum durante o sono das crianças. Ocorre por causa de uma contração excessiva dos maxilares e provoca um ruído peculiar, que às vezes preocupa muito os pais, embora não acorde a criança. Se a contração é constante, pode provocar alterações da arcada dentária e abalo dos dentes. É possível evitar esses problemas com próteses de proteção que podem ser colocadas à noite. O bruxismo não está associado a nenhuma fase do sono nem a nenhuma atividade mental em particular. É muito comum em crianças com malformações maxilofaciais e má oclusão dental. A ortodontia pode resolver muitos casos.

Movimentos rítmicos durante o sono (balanço involuntário)

Algumas crianças realizam movimentos automáticos de balanço para conciliar o sono. Costumam começar aos 9 meses e raramente persistem além dos 3-4 anos. São movimentos rítmicos que elas fazem com a cabeça ou com todo o corpo até pegarem no sono, que podem ou não ser acompanhados de sons guturais. Os movimentos mais frequentes são bater a cabeça no travesseiro ou balançar o corpo inteiro, de boca para baixo. Muitas vezes os pais se preocupam com a espetacularidade dos movimentos, que chegam a fazer barulho e às vezes até a deslocar o berço. Há crianças que chegam a se arranhar, sobretudo no queixo. Geralmente esses movimentos desaparecem espontaneamente. Ocorrem em crianças normais, porém muito mais em crianças com retardo mental ou autismo. Há estudos que consideram os movimentos rítmicos parte de uma conduta aprendida, em que a criança reproduziria os movimentos de balanço feitos pelos pais quando a embalam. O pediatra poderá fazer o diagnóstico para eliminar a hipótese de certas doenças raras, mas geralmente não é necessário um tratamento específico. Bastará informar a acalmar os pais. Podem-se tomar medidas de precaução para diminuir o barulho e evitar que a criança se machuque fisicamente. Se os movimentos persistirem para além dos 5 anos de idade, o médico deverá avaliar a situação do ponto de vista neurológico e psiquiátrico.

PARASSONIAS

ALTERAÇÕES DO SONO E SUA FREQUÊNCIA NAS CRIANÇAS

- Sonambulismo (10-15%)
- Terrores noturnos (8-13%)
- Pesadelos (45%)
- Bruxismo (4%) (ranger os dentes)
- Sonilóquio (21%) (falar nos sonhos)
- Movimentos automáticos de balanço (3%)

7

Alterações do sono menos frequentes: despertar confuso, sobressaltos, cãibras, paralisia do sono, deglutição anormal, refluxos, sudoração, espasmos da laringe, ronco, apneia, pernas inquietas, urinar na cama

AS PARASSONIAS MENOS FREQUENTES

Despertar confuso

Consiste num estado de confusão durante e, sobretudo, imediatamente depois do despertar. É comum nas crianças quando são despertadas de um sono profundo na primeira parte da noite. Agem de modo automático e geralmente não se lembram de nada no dia seguinte. O fenômeno é totalmente benigno e não requer tratamento específico.

Sobressaltos ao adormecer

São contrações breves e imprevistas das pernas no início do sono. Ocasionalmente também podem ocorrer nos braços e na cabeça. Podem ser assimétricas e se apresentam apenas no início do sono; depois desaparecem. A criança pode lembrar-se delas associadas a sonhos do tipo "queda no vazio". São benignas, não requerem tratamento específico e podem persistir por toda a vida. Nos recém-nascidos e lactantes podem ser mais evidentes e angustiar os pais. Também podem ocorrer no queixo.

Cãibra noturna

É uma sensação dolorosa ou uma tensão que geralmente se produz na parte inferior das pernas ou nos pés. Quando ocorre durante o sono, pode levar ao despertar. Acontece com maior frequência em crianças maiores ou pré-adolescentes, às vezes relacionada à falta de potássio.

Paralisia do sono

Consiste em um período de incapacidade para mover voluntariamente um grupo de músculos no início do despertar, embora às vezes também ocorra no momento do adormecer. É uma sensação muito angustiante para a criança, pois dá uma sensação de invalidez. Ela sabe que está acordada, mas não consegue falar nem gritar. Tenta desesperadamente reagir, mas não consegue mover um só músculo. Esse tipo de paralisia cede espontaneamente depois de alguns minutos. Sua origem é desconhecida. É um fenômeno benigno para o qual não há tratamento específico. Vocês podem ajudar seu filho explicando que, quando isso acontecer, ele não deve tentar se mexer, mas tentar dormir de novo, e que a paralisia desaparecerá espontaneamente, sem que ele faça nada.

Deglutição noturna anormal

Consiste numa deglutição inadequada de saliva, que pode provocar uma aspiração, com tosse e sensação de afogamento. Ao observar a criança, os pais têm a impressão de que está "comendo", pois ocorrem movimentos de mastigação acompanhados de sons típicos que terminam com uma deglutição. Às vezes a criança continua dormindo durante o episódio, que pode durar vários minutos. Na maioria dos casos são episódios isolados, de intensidade variável, e podem despertar a criança quando se produz ingestão de saliva por via respiratória. Não há tratamento específico para esses episódios, e geralmente eles desaparecem espontaneamente.

Refluxo gastresofágico noturno

Caracteriza-se por regurgitações dos conteúdos gástricos até o esôfago, durante o sono. É pouco frequente, mas pode ser observado com mais regularidade em recém-nascidos e lactantes em geral. Pode causar apneias, mas em geral é benigno.

Sudorese excessiva durante o sono

Caracteriza-se por uma transpiração profusa produzida durante as primeiras horas de sono, independentemente da temperatura do ambiente. É comum em lactantes. Pode atingir apenas algumas partes do corpo (pescoço e cabeça) ou, mais raramente, todo o corpo. Algumas crianças acabam acordando com o excesso de suor, e é preciso trocar seu pijama. Não há tratamento específico. Em geral ocorre mais em crianças que tomam muito líquido à tarde e à noite.

Laringoespasmo durante o sono

Caracteriza-se por uma intensa sensação ou incapacidade de respirar, acompanhada de um ruído típico de respiração difícil. É raro, ocorrendo em alguns lactantes que têm outros problemas, sobretudo de malformação. Não há tratamento específico.

RONCOS E APNEIAS

O Grupo Pediátrico de la Sociedade Española del Sueño elaborou e publicou um documento sobre essa importante questão. Apresentamos em seguida um resumo desse trabalho.

- De 1 a 2% das crianças roncam e têm paradas respiratórias durante o sono. Estamos falando de episódios repetidos de obstrução completa (as apneias) ou parcial (as hipoapneias) das vias respiratórias, causados pelo colapso das partes brandas da garganta. Significa que essas crianças deixam de respirar durante alguns segundos, várias vezes durante a mesma noite, e padecem uma falta de entrada de oxigênio no organismo, acarretando inúmeros despertares inconscientes. Essa anomalia pode ter consequências graves na vida da criança, tanto no aspecto físico quanto no intelectual.
- Essa patologia geralmente aparece por volta dos 2 ou 3 anos, embora haja casos excepcionais em que é observada desde o nascimento.
- As crianças que têm vegetações adenoides ou amigdalas aumentadas tendem a apresentar esse problema. O tecido cresce principalmente entre os 2 e 3 anos de idade para funcionar como defesa contra as pequenas alterações respiratórias que a criança possa apresentar (por exemplo, os resfriados).

Outras causas menos comuns são as malformações faciais (por exemplo, crianças que têm o maxilar inferior pequeno e retraído) e, hoje cada vez mais frequente, a obesidade. Também apresentam roncos e apneia-hipoapneia as crianças com problemas neuromusculares, como paralisia cerebral, síndrome de

Down (muito comum) e outras patologias, por sorte muito menos frequentes.

Como saber se nosso filho tem esse problema?

É muito importante os pais observarem a criança enquanto está dormindo, principalmente a partir dos 2 ou 3 anos, período em que essa anomalia é mais frequente. Não é preciso que vocês fiquem acordados a noite toda. Basta vigiar seu filho durante 30 ou 40 minutos, mais ou menos uma hora depois de ele adormecer.

Os sintomas principais são os seguintes:

- A criança ronca, sobretudo quando dorme de barriga para cima.
- Faz esforço para respirar. Observem o peito da criança. Quando os músculos da barriga e os que ficam entre as costelas se afundam com a respiração, é sinal de que ela está fazendo esforço para respirar.
- Ocorrem bloqueios totais da respiração (apneias), e, quando esses bloqueios terminam, segue-se um ronco breve e intenso. Alguns desses episódios chegam a despertar a criança. A consequência, além da falta de entrada de oxigênio, é a má qualidade do descanso.

Descansando mal, a criança fica mais inquieta, hiperativa, de mau humor, e apresenta problemas de comportamento e aprendizagem. Ela come menos e, nos casos mais graves, pode ter problemas de crescimento, pois a interrupção do sono impede que haja uma produção suficiente do hormônio do crescimento. Esse hormônio, fundamental nas crianças, é segregado durante o sono, justamente na primeira metade da noite.

A falta de oxigênio pode acarretar, nos casos graves, problemas de hipertensão e cardiovasculares.

As interrupções do sono provocadas pelas apneias também afetam o coeficiente intelectual da criança, pois o desenvolvimento dos neurônios também ocorre durante o sono.

- Outro sintoma que podemos observar é que as crianças adotam posturas estranhas enquanto dormem, como por exemplo esticar o pescoço para cima, para aspirarem mais ar. Também podem transpirar muito durante as primeiras horas de sono.

O que fazer quando observamos esses sintomas em nosso filho?

A primeira coisa a fazer é comunicá-los ao pediatra. Vocês poderão ajudá-lo se conseguirem filmar seu filho durante o sono. Com alguns poucos minutos de gravação o médico poderá dizer se é necessário fazer outros exames para confirmar a patologia.

Talvez ele encaminhe a criança para uma clínica do sono, onde ela será submetida a um estudo do sono noturno, chamado polissonografia. Trata-se de observar a criança durante toda uma noite e anotar objetivamente o número de episódios de apneia e a falta de oxigênio que eles acarretam. Será possível então saber exatamente o grau da patologia.

O tratamento

Será preciso controlar a causa do problema. Na maioria dos casos bastará extirpar as amígdalas e as adenoides. Nessa idade, entre 2 e 3 nos, é uma cirurgia simples, com pouquíssimo risco para a criança. Geralmente o resultado é ótimo. Em poucos meses a criança passa a dormir melhor, ganha peso e altura, as apneias desaparecem e, com elas, os transtornos de comportamento, além de haver uma melhora do desempenho escolar.

Quando a causa do problema é outra, o pediatra indicará o tratamento mais adequado. Atualmente a ortodontia precoce pode contribuir para a solução de alguns casos.

A SÍNDROME DAS PERNAS INQUIETAS

Trata-se de um problema identificado muito recentemente, por isso é desconhecido para a grande maioria dos pais. Os especialistas em sono e os pediatras estão começando a levá-lo em conta, e atualmente sabe-se como diagnosticá-lo e tratá-lo. É uma patologia muito frequente: cerca de 10% das crianças entre 3 e 12 anos de idade podem apresentá-la em algum momento. É fácil saber se a criança sofre dessa enfermidade, diagnosticada a partir dos mesmos sintomas apresentados pelos adultos.

A síndrome consiste numa sensação de mal-estar nas pernas, difícil de explicar. Não é dor, as pernas não ficam adormecidas, nem é má circulação. É algo estranho, uma inquietação interna que causa uma necessidade imperiosa de mexer as pernas. Quando começamos a andar ou a nos movimentar de algum modo, essa sensação pode desaparecer temporariamente. A criança terá dificuldade para adormecer, pois não consegue ficar quieta, o que é necessário para conciliar o sono. Se adormecer, terá um sono superficial e voltará a despertar facilmente. O mesmo acontece com os adultos.

As crianças se tornam inquietas, principalmente ao entardecer. Queixam-se de dor nas pernas e de que não conseguem dormir. Não sabem como definir a sensação. Antes de conhecer esse problema, dizia-se que se tratava de "dor do crescimento". Agora sabemos que isso não existe, que se trata simplesmente de uma criança que tem síndrome das pernas inquietas.

Frequentemente há outros membros da família que têm a mesma sensação e a mesma dificuldade para dormir e não sabem do que se trata.

Nesses casos, devemos observar e ouvir a criança atentamente. Se, ao voltar da escola, ela disser que está com dor nas pernas e percebermos que está inquieta, poderemos suspeitar que se trata desse transtorno. Então deveremos observar se, enquanto dorme, a criança mexe as pernas como se estivesse dando pontapés. Esses movimentos poderão até chegar a acordá-la.

O pediatra deverá ser informado imediatamente. Ele poderá confirmar o transtorno por meio da história clínica. Decerto perguntará se há outros casos na família e, se desejar estudar mais profundamente o caso, solicitará uma polissonografia, que será relizada numa clínica especializada em problemas do sono. Com esses dados, será possível estabelecer o diagnóstico com segurança. Será solicitado também um exame para definir a quantidade de ferro no sangue, pois em algumas crianças o problema pode estar ligado a anemias leves. Se for esse o caso, o pediatra indicará a medicação adequada.

Felizmente, hoje temos medicamentos específicos para essa síndrome, mesmo que não se deva a falta de ferro. O pediatra os prescreverá e supervisionará o tratamento.

É muito importante o diagnóstico correto do transtorno, pois há muitas crianças que o apresentam mas não seguem o tratamento adequado. Muitas vezes a síndrome das pernas inquietas é confundida com hiperatividade ou déficit de atenção. Mas na verdade não se trata de crianças agitadas e inquietas com dificuldade de concentração, seu problema é a síndrome de pernas inquietas, e elas precisam se mover constantemente para aliviar essa sensação tão desagradável. O pediatra decerto ajudará a distinguir os sintomas.

ENURESE (urinar na cama)

A enurese é um dos problemas mais frequentes durante o sono das crianças. A dificuldade de conter a urina à noite preocupa pais e filhos. Aos 6 anos de idade, 25% dos meninos e 15% das meninas são enuréticos. Aos 12 anos, 8% dos meninos e 4% das meninas continuam apresentando o problema.

No entanto, e apesar de tão frequente, nos dias de hoje ainda é um problema mal tratado ou até ignorado. Por isso, devemos dizer, antes de mais nada, que ainda não existe um método infalível para lidar com a questão, mas, seguindo os procedimentos adequados de diagnóstico e tratamento, o índice de êxito é considerável.

Para resolver a enurese tentam-se todos os tipos de remédios: castigos, medicamentos, restrições à ingestão de água, etc. Mas o certo é que os resultados mais eficazes são conseguidos por meio de técnicas de aprendizagem e mudança de conduta.

Como detectar quando fazer xixi na cama é um problema?

- Quando uma criança com mais de 5 anos não consegue evitar fazer xixi involuntariamente durante o sono, trata-se de um caso de enurese primária. Se o transtorno se deve simplesmente ao mau controle dos esfíncteres, é possível curá-lo seguindo um método comportamental, do mesmo tipo do que empregamos para ensinar a criança a dormir corretamente.
- De todo modo, antes de começar a ensiná-la a controlar os esfíncteres e dispensar a fralda, se é que ainda a usa, devemos ter a certeza de que não se trata de um caso de enurese por algum problema médico, ou seja, que tenha como causa algum tipo de alteração orgânica. Para evitar dúvidas, convém consultar o pediatra. Esse tipo de enurese é pouco frequente, mas não se pode descartar essa hipótese. Chama-se enurese secundária e constitui cerca de 10% dos casos dessa disfunção. As causas mais frequen-

tes são as infecções urinárias, malformações das vias urinárias, bexiga instável, espinha bífida oculta, epilepsia, diabete e apneia do sono.

O controle da urina pode ser ensinado como qualquer outro hábito, como por exemplo o do sono

Antes de explicar o método a seguir para curar a enurese, definiremos em que consiste exatamente essa alteração. Hoje em dia aceitam-se os seguintes critérios para defini-la:

1. Idade mínima de 5 anos.
2. Dois ou mais episódios de enurese ao mês, em crianças entre 5 e 6 anos, e um ou mais episódios nas crianças com mais de 6 anos.
3. Ausência de transtorno médico, como diabete, infecções urinárias ou ataques epilépticos.

Também é preciso diferenciar os casos em que nunca houve controle dos esfíncteres e aqueles em que a enurese aparece depois de um ano de controle adequado. Nestes últimos a maior probabilidade é que haja uma causa orgânica.

O tratamento

Uma vez descartada a causa física da enurese da criança, podemos começar o tratamento. A primeira coisa a fazer é levar em conta que, por mais incômodo que seja para vocês o seu filho fazer xixi na cama todas as noites, para ele sempre é pior. "Fazer xixi como um bebê" é motivo de vergonha para uma criança maior e a impede de levar uma vida normal, pois é obrigada a esconder o problema constantemente. Assim, ela não vai querer dormir na casa dos outros ou ir para acampamentos com os colegas. E, se for obrigada a fazê-lo, provavelmente vai tentar ficar acordada a noite toda para não molhar a cama. Dá para imaginar as consequências disso.

Por isso, a enurese pode provocar grandes alterações do sono, relacionadas também à insegurança e ao complexo de inferioridade da criança que se sente "diferente das outras".

A enurese é mais frequente quando há antecedentes familiares, ou seja, tudo indica que o problema está ligado a fatores genéticos. Ao que parece, também, as crianças mais imaturas são mais propensas a apresentar enurese. Estudando a capacidade de retenção da bexiga, que é onde se armazena a urina, constata-se que as crianças enuréticas urinam com mais frequência e em menor quantidade de cada vez do que as crianças não enuréticas da mesma idade.

A enurese se produz enquanto dormimos, mas os especialistas em sono ainda não estabeleceram definitivamente sua causa. Ao que parece, ela ocorre durante o sono profundo, portanto não tem fundamento dizer que a criança faz xixi porque sonha com água.

Os estudos científicos atuais mostram que apenas 15% dos enuréticos se curam espontaneamente, e que a psicopatologia (insegurança, alterações emocionais, ansiedade, problemas de comportamento, etc.) não provoca enurese, antes é consequência dela. Ou seja, uma criança insegura não sofre necessariamente de enurese, mas uma criança que tem esse transtorno tem grande probabillidade de se tornar insegura e retraída.

Soluções

- Sempre se deve recorrer ao pediatra para administrar um tratamento farmacológico. Mas os pais devem levar em conta que esses tratamentos só têm eficácia durante o período em que a medicação é administrada e que podem acarretar efeitos secundários.

- O tratamento não farmacológico baseia-se em técnicas de aprendizagem e mudança de comportamento:

1. O Stop-Xixi é uma espécie de "jogo de não fazer xixi" que vocês poderão propor à criança. Para isso, preparem um calendário especial e também uma série de pequenos adesivos redondos, verdes (em maior número) e vermelhos (em pequena quantidade, para mostrar a seu filho que têm certeza de que se sairá bem).

No dia seguinte ao do início do jogo, se a criança acordar seca, colem junto com ela um adesivo verde na janela correspondente do calendário. Se levantar molhada, colem um adesivo vermelho. Esse mesmo procedimento será realizado todos os dias pela manhã.

Expliquem a seu filho que, depois de cada série de adesivos verdes consecutivos, ele ganhará um prêmio ou uma surpresa. As sequências podem ser de 3, 5, 7 e 10. Em 25 dias de Stop-Xixi, a criança terá aprendido a controlar a urina e não será preciso continuar reforçando sua conduta com prêmios, embora seja importante continuar dizendo, durante um certo tempo, que ela está se saindo muito bem e que vocês estão muito contentes com seu sucesso.

Com esse procedimento, seu filho aprenderá a controlar os esfíncteres e a acordar toda vez que sentir vontade de fazer xixi durante a noite.

2. A interrupção da micção é um tratamento que consiste em ensinar à criança alguns exercícios de contração da musculatura para controlar a bexiga e conseguir soltar e conter a urina alternadamente. O pai ou a mãe deverão estar junto com a criança enquanto ela faz xixi e pedirão que ela interrompa a micção antes de terminá-la. A criança deverá repetir esse exercício várias vezes ao longo de cada micção, o que não é fácil mas é muito útil para educar a musculatura.

COMO CONTROLAR O XIXI

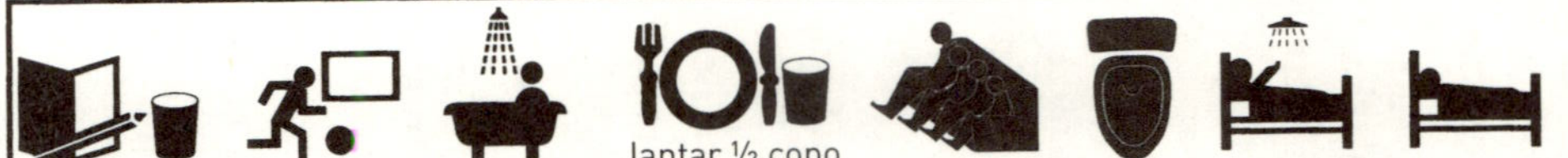

Lição de casa Copo de água	Brincar/TV	Banho	Jantar ½ copo de água. Ir ao banheiro	Bate-papo	Ir ao banheiro	Na cama, lendo	Na cama, dormindo
1	2	3	4	5	6	7	
8	9	10	11	12	13	14	
15	16	17	18	19	20	21	
22	23	24	25	26	27	28	

Graduação dos incentivos 3-5-7-10...

Bem ☺

Mal ☹

Outra possibilidade é usar um despertador ou uma gravação com som de campainha ou assobio. Quando a criança está urinando o som será acionado e ela deverá interromper o xixi. Ao segundo toque ela deverá recomeçar, e assim sucessivamente, até que termine a micção. É importante que isso seja encarado como um jogo e que seja praticado regularmente, até que seu filho chegue ao controle total dos esfíncteres. Como em todos os tratamentos que envolvem mudança de comportamento, é muito importante reforçar as conquistas da criança com felicitações e elogios.

Este método não é tão eficaz quanto o anterior, uma vez que os exercícios só se fazem durante o dia. Mas em 50% dos casos o problema é resolvido.

3. O método dos despertares noturnos consiste em acordar a criança um certo número de vezes durante a noite e acompanhá-la ao banheiro para que ela faça xixi. É importante que ela esteja bem acordada para ter consciência de que deve fazer xixi naquele momento.

A frequência com que será acordada pode ser, inicialmente, de três vezes a cada noite, por exemplo à 0, às 3 e às 6 da manhã. Quando vocês constatarem que há muitos dias seu filho acorda seco, poderão passar a acordá-lo com menos frequência, até finalmente ele conseguir controlar os esfíncteres por si só. Por algum tempo, sempre que pela manhã ele acordar seco, façam-lhe elogios e reforcem positivamente o seu feito.

Para que este método funcione, é essencial que a criança não associe esses despertares a algo que não seja fazer xixi. Se ela desenvolver alguma conduta pouco adequada – como, por exemplo, dizer que está com medo ou fome – ou se os pais mostrarem intolerância ou cansaço, será preciso mudar de método. O tratamento é eficaz quando se consegue mantê-lo por alguns meses.

Recapitulando...

- Além da insônia induzida por um mau hábito, pode ser que se observem na criança outras alterações do sono de pouca gravidade. Podem ser parassonias, fenômenos que ocorrem quando a criança está adormecida ou meio acordada, como sonambulismo, medos, terrores noturnos, pesadelos, falar no sonho, ranger os dentes ou balanços involuntários para pegar no sono. Também conhecemos outras patologias de tipo muscular ou respiratório, como cãibras, sobressaltos, paralisias, laringoespasmos, despertar confuso...
- Muitas parassonias desaparecem espontaneamente com a idade e outras, como os pesadelos e medos, podem ser tratadas ensinando-se a criança a reconhecê-las e relativizá-las. Quando a criança apresenta esses transtornos do sono, não vale a pena lhe perguntar nada, pois ela não será capaz de lembrar e ficará angustiada.
- Entre as patologias que convém observar com atenção destacam-se o ronco, as apneias (interrupções da respiração pelo bloqueio dos tecidos moles da garganta, seja por causa das adenoides ou das amígdalas aumentadas ou com malformação), a síndrome das pernas inquietas e a enurese. Atualmente as descobertas da ciência nos ajudam a tratar esses distúrbios e o pediatra nos orientará nas fases de diagnóstico e de tratamento. No caso da enurese, a melhor solução baseia-se em reeducar o controle dos esfíncteres.
- Para detectar qualquer anomalia, é muito importante observar como a criança dorme. Ficando junto dela durante 30 minutos, depois de ter adormecido há cerca de uma hora, poderemos confirmar se ela tem sintoma de alguma das alterações que descrevemos nesta parte.

QUARTA PARTE

AS DÚVIDAS

8

Respostas às perguntas mais frequentes dos pais

SOBRE A APLICAÇÃO DO MÉTODO

Pergunta: Qual o momento ideal para começar o tratamento?

O lema é: "Não deixem para amanhã o que podem fazer esta noite." Seu filho tem que começar a dormir bem o quanto antes e vocês precisam de um bom sono tanto quanto ele. Portanto, o melhor é não adiar o tratamento e começar a aplicá-lo assim que vocês tiverem terminado de ler estas páginas. Antes, no entanto, assegurem-se:

- De que estão totalmente convictos do que vão fazer: ensinar seu filho a dormir empregando um método científico simples que funcionou em todos os casos em que pais e educadores o aplicaram adequadamente.
- De que todos os adultos da casa concordam em aplicá-lo. Nesse sentido, vocês, pais, terão de explicá-lo às pessoas que convivem com a criança (avós, babá, etc.) e também à própria criança – sua colaboração é essencial. Vocês não deverão nunca negociar com ela a data de início, pois provavelmente nunca chegariam a um acordo quanto ao momento adequado. Lembrem-se de que cabe a vocês tomar iniciativas e decisões, não à criança. Ela não sabe o que está certo ou não, vocês é que terão de lhe ensinar.

- De que vocês compreenderam perfeitamente em que consiste o tratamento e a razão de cada uma das ações que terão de realizar (desde arranjar um boneco até esperar uns minutos antes de entrar no quarto da criança).
- De que não haverá nenhuma alteração da rotina nem do ritmo normal da casa e da família nesse período (nem mudanças, nem saídas de fim de semana, nem visitas que poderiam interferir de algum modo...). Do mesmo modo, é importante que a criança esteja bem, que não tenha nenhuma doença (otite, gripe, febre, alergias, refluxo, intolerância ao leite...). Se seu filho adoecer no meio do tratamento, atendam todas as vezes que ele chorar, sem esperar os minutos indicados na tabela do tempo. Durante essas idas a seu quarto, faça tudo que o pediatra tiver recomendado – por exemplo, tome a temperatura, dê a ele a medicação prescrita e, se estiver com a boquinha seca, dê-lhe um pouco de água (para evitar desidratação, não para ele ficar quieto e dormir). Sejam sempre carinhosos e doces, mas não condescendentes. Se a rotina for alterada durante sua doença, depois será difícil voltar atrás.

Pergunta: o que poderá acontecer se numa das primeiras noites perdermos a paciência e dermos um grito?

Se vocês perderem o controle diante das condutas incorretas de seu filho, reagindo a elas gritando ou brigando com ele, invalidarão o tratamento e terão de recomeçá-lo desde o início, o que fará com que tudo seja mais lento e fastidioso. Não usem a desculpa de que perderam os nervos porque estavam cansados. Vocês estão ensinando seu filho a dormir e deverão agir corretamente o tempo todo. Acaso passaria por sua cabeça alegar que uma noite vocês estavam muito cansados e deixaram seu filho beber a sopa diretamente do prato em vez de dá-la com a colher? Ou que o deixaram escovar os dentes com os dedos?

O mesmo acontece com o sono. Se resolveram ensinar seu filho a dormir corretamente, vocês deverão seguir todas as normas ao pé da letra e não fazer exceções conforme seu estado de espírito. Claro, há ocasiões em que, por causa de algum contratempo, não é possível evitar interromper o tratamento – por exemplo, se a criança adoecer de repente e tiver de ser hospitalizada. Se isso acontecer, assim que se resolver o inconveniente será preciso esquecer tudo o que foi feito anteriormente e anunciar à criança que ela irá aprender a dormir começando do zero.

Pergunta: É mais fácil ensinar a dormir um bebê ou uma criança de mais de 5 anos?

Em princípio, sempre é difícil ver que um filho está passando por um mau momento e é difícil resistir à tentação de sair correndo para consolá-lo. Quando vemos a expressão assustada de nosso filho, tanto faz que ele tenha 2 ou 7 anos, nossa reação é a mesma. Também não é fácil não dar ouvidos ao seu choro, suas queixas ou seus gritos quando ele está tentando nos convencer de que está com dor de barriga. Quando a criança é pequena, parece mais indefesa, mas também é mais simples lidar com ela e ensiná-la, porque ainda não tem tantos recursos para opor resistência. Por outro lado, ao crescer, a criança desenvolve mecanismos para nos fazer sentir culpados e nos deixar inseguros. As crianças maiores dominam as mais elaboradas técnicas da chantagem emocional e são capazes de nos criar muitas dificuldades quando queremos nos mostrar impassíveis diante de seus comportamentos incorretos. Por isso, quando vocês estiverem a ponto de perder as estribeiras, pensem na recompensa final: sonos reconfortadores e reparadores para toda a família. E, principalmente, lembrem-se de que estão fazendo tudo pela saúde de seu filho.

Seja como for, se a situação for muito angustiante para vocês, tentem usar pequenos truques para acalmá-lo sem que ele ache que estão sendo transigentes e cedendo à suas artimanhas. Assim, se seu filho chorar muito – pode até ser que ele nem queira que vocês ouçam, mas está realmente sofrendo e não consegue conter os soluços –, vocês poderão até comentar em voz alta, sem entrar no quarto: "Nossa, como ele está se comportando bem!" Provavelmente isso o acalmará, pois saberá que vocês estão por perto e, ao mesmo tempo, se sentirá estimulado a continuar aguentando ficar na cama.

Esse reforço vindo de fora fará a criança pensar: "Meus pais estão me apoiando", e ela não se sentirá abandonada. Pode ser que a atitude de vocês deixe seu filho contrariado, porque não lhe estão dando atenção – o comentário dos pais é apenas entre eles, como se não estivessem ouvindo seu choro –, mas ele não se sentirá castigado. No máximo poderá pensar que os pais são muito obstinados.

Se o quarto de seu filho for muito longe do seu e ele não conseguir ouvir sua voz, a não ser que vocês gritem, é melhor mudarem de tática. Uma possibilidade é ir até o quarto dele sob algum pretexto, mas não porque ele está chamando. Um de vocês pode levar um par de meias limpas, por exemplo, para guardar na gaveta ou pegar alguma roupa no armário dele. Não conversem com ele, o objetivo é apenas tranquilizá-lo com a sua presença silenciosa. Mas, lembrem-se, recorram a esse expediente apenas em casos extremos.

EM OCASIÕES ESPECIAIS

Pergunta: Antes nosso filho dormia conosco de vez em quando, mas desde que sua irmãzinha nasceu, há dois meses, ele vem para nossa cama todos os dias. Quando reclamamos, ele diz que deixamos a irmã dormir no nosso quarto porque gostamos mais dela. Devemos esperar para que ele deixe de sentir ciúmes para iniciar o tratamento?

Não é recomendável uma criança enfrentar muitas mudanças ao mesmo tempo, de modo que não custa esperar um pouco até que ele se habitue à ideia de que não é o único rei da casa. No entanto, não retardem demais o início do tratamento, com a desculpa dos ciúmes, pois essa espera poderá se prolongar para sempre. Por outro lado, lembrem-se de que o momento ideal para que um bebê deixe de dormir no quarto dos pais é entre 3 e 6 meses. Enquanto vocês esperam que tudo se acalme, vocês podem anunciar para o mais velho que a irmãzinha logo também vai dormir fora do quarto dos pais, como todas as crianças maiores.

Pergunta: o que fazer durante as férias, se tivermos que compartilhar o quarto com nosso filho?

Antes de viajar, façam seu filho entender que as férias são um período excepcional, que durante alguns dias as coisas vão ser diferentes mas que, quando voltarem para casa, tudo vai voltar a ser como antes e cada um vai dormir no seu quarto, na cama de sempre, porque "esse é o normal". O hotel e as férias são exceção.

Vocês poderão ajudá-lo a entender explicando que com a escola acontece a mesma coisa. Durante as férias ele não vai à aula, mas isso é exceção. Quando as férias terminarem, todo o mundo voltará à rotina, à vida normal: os pais vão para o trabalho e os filhos para a escola. E à noite cada um vai para seu quarto.

O mesmo deve ser feito quando a criança for dormir fora de casa, na casa dos avós ou dos amiguinhos. Nessas ocasiões, é importante vocês insistirem em que o exemplo a seguir, ou seja, o normal, é ele dormir como em casa. Reforçar esse modelo lhe dará segurança para viver as situações excepcionais. A referência principal da criança devem ser os pais, tudo o mais será considerado exceção.

Pergunta: Desde que minha mulher e eu nos separamos só vejo meu filho em fins de semana alternados. Quando vem à minha casa, ele insiste em dormir comigo, e não encontro forças para lhe negar esse capricho. É muito prejudicial para ele?

É, sim. A criança deve dormir sempre sozinha. As únicas exceções permitidas são as férias, quando de fato não há outra solução. Os pais nunca devem se tornar exceções, mas continuar sendo sempre o exemplo a seguir. Não importa que estejam separados. Para resolver o problema do sono de seu filho vocês devem se entender e agir ambos do mesmo modo.

Quando seu filho passar o fim de semana com você, explique a ele que vocês vão passar o dia todo juntos, mas que à noite cada um vai dormir no seu quarto, porque dormir e sonhar são coisas para se fazer sozinho. No dia seguinte vocês vão ter bastante tempo para conversar e brincar juntos.

Do mesmo modo, você nunca deve mudar o horário do sono dele, para ficar mais tempo junto com ele. Seria muito egoísmo da sua parte. Os horários devem ser seguidos regularmente, para o bem da criança.

Pergunta: O que fazer quando a criança vomita quando a estamos ensinando a dormir?

Um dos poucos recursos a que o bebê pode recorrer para se comunicar com os adultos é o vômito, que é muito fácil de provocar e não tem maiores consequências. Por isso, não deem atenção a esse jeito de chamar a atenção. Não há por que se assustar com o vômito de seu filho nessas circunstâncias, e vocês não deverão alterar sua conduta, de modo nenhum. Limitem-se a limpá-lo, sem se alterar – nem que seja de madrugada –, e repitam as frases que já conhecem: “Sabe, querido, você vomitou porque está muito bravo, mas isso não é nada. Papai e mamãe gostam muito de você e, agora que você está limpo, vão ensiná-lo a dormir. Você vai ficar aqui com o Chico, o pôster e o móbile." Assim a criança vai entender que seu recurso não adiantou nada e vai deixar de usá-lo.

QUANDO APARECEM PARASSONIAS E OUTRAS ALTERAÇÕES

Pergunta: Uma lanterninha de luz fraquinha pode acabar com o problema do medo do escuro?

Conforme explicamos no capítulo sobre os medos, o verdadeiro temor das crianças insones geralmente está ligado à insegurança com relação ao hábito de sono e não ao escuro propriamente dito. Mas é certo que quando tudo está escuro para eles é pior, mas nisso não são muito diferentes dos adultos.

Em todo caso, para os adultos a luz não é um elemento externo associado ao sono. Pouca gente consegue dormir com a luz do quarto acesa. Portanto, vamos ensinar a criança a não precisar dela. Em vez de comprar uma lanterninha especial, explique a seu filho como funciona a luz do quarto, e tomem providências para que ele possa acionar o interruptor sem precisar se levantar da cama, evitando que tropece ao procurá-lo.

Depois, autorizem-no a acender a luz sempre que quiser ir ao banheiro ou à cozinha para buscar água, mas também deixem muito claro que deverá apagá-la quando voltar para a cama. A não ser nos casos excepcionais, em que há um medo patológico, as crianças com insônia não têm medo do escuro, e sim de enfrentar um hábito de sono que não dominam e que lhes causa muita insegurança. O que acontece é que no escuro tudo lhes parece muito mais terrível e sua fantasia pode se desenfrear mais facilmente, levando-as a enxergar monstros maiores e mais horripilantes do que durante o dia. Portanto, não se preocupem se seu filho só se queixa de medos durante a noite.

Seja como for, a luz não deve ser um elemento externo associado ao sono. Por isso, não convém deixá-la acesa até que seu filho adormeça e apagá-la depois, pois se ele acordar no meio da noite sentirá falta dela e voltará a ter problemas para pegar no sono novamente. Assim, está descartado o uso de lanternas de luz fraca e outros aparelhos semelhantes.

Pergunta: Nosso filho acorda constantemente e por isso estamos dando a ele um tranquilizante. Isso pode ser prejudicial ou contraproducente para o tratamento?

É claro que nenhum medicamento indutor do sono resolve o problema da "insônia aprendida", porque, conforme já dissemos, não se trata de nenhuma doença, mas de um mau aprendizado do hábito de dormir. Portanto, a insônia de seu filho não deve ser tratada com tranquilizantes, mas com a "reeducação" do hábito e das rotinas de sono.

Sem entrar em detalhes sobre os possíveis efeitos secundários desse tipo de remédio no organismo de uma criança, a experiência mostra que os tranquilizantes só conseguem que a criança fique mais calma enquanto está acordada. Mas, se o problema do seu filho está em despertar frequentemente durante a noite, os tranquilizantes não o resolverão, assim como não impedirão que ele sinta falta de vocês ao acordar nos intervalos entre os vários ciclos de sono.

Pergunta: Depois de aprender a dormir corretamente, existe a possibilidade de que nosso filho volte a ter problemas de sono?

Isso não é frequente, mas pode acontecer. E, na verdade, depende de vocês. Para começar, é preciso levar em conta que a criança que tem dificuldades de sono se angustia muito. Quando finalmente o problema é resolvido, ela fica muito feliz e o que menos deseja é passar de novo pelo mesmo suplício.

No entanto, pode acontecer que, depois de passar por alguma contrariedade ou situação conflitiva – desde uma briga na escola até uma febre alta –, a criança volte a buscar a superproteção dos pais e até lhes peça para deixá-la dormir com eles. Depende de vocês não ceder e não reforçar comportamentos inadequados nesses momentos. Tentem, sim, ajudá-lo a superar a situação, lembrando-lhe como geralmente ele é alegre e como sabe agir tão bem quando está contente e tranquilo.

Por outro lado, é difícil que o transtorno de seu filho se repita, pois não foi só ele que aprendeu a lição. Vocês também descobriram como ensiná-lo a dormir e agora sabem o que fazer. Deixaram de ser aqueles pais que diziam já ter "tentado de tudo", sem resultado. Vocês sabem que é possível acabar com a insônia de seu filho, e essa nova atitude é fundamental para que a criança não volte a se sentir insegura quanto a seu hábito. Vocês já não lhe transmitirão nenhum tipo de medo nem insegurança. E, depois de descansarem noite após noite, certamente todos se sentirão mais relaxados e felizes, com menos razões para "perder o sono".

Impresso por :

Graphium
gráfica e editora

Tel.:11 2769-9056